主体的医療のすすめ

がんは「疲れ」だとしたら

田頭秀悟
Shugo Tagashira

文芸社

はじめに

皆さん、突然ですが医療に暴走性を感じることはないでしょうか。

「健康のためなら死ねる」というジョークがありますが、「大切な人を守るために」という医療側から放たれた美麗なスローガンが金科玉条の如く扱われた結果、それ以外の多くのことが犠牲にされていると感じる機会が近年非常に増えてきているように感じられます。何か医療がおかしいと感じているあなた、私もおそらくあなたと同じ問題意識を持っており、そしてそのことがこの本を書くに至った動機となっています。

はじめまして、私の名前は田頭《たがしら》秀悟《しゅうご》と言います。本業は内科の医師ですが、田頭秀悟という名前を省略して「たがしゅう」という愛称で、主にブログを中心に執筆活動を行っています。10年以上にわたって自分のブログで医療について感じている疑問、それに対する自分の意見を書き続けてきました。そんな私ですが「もしかしたら今この世にいなかったかもしれない人間だった」と言ったら信じてもらえるでしょうか。実は私の医師としての人生は途中まで失意に満ちていました。

まず少しだけ私個人のことについてお話しさせてください。そのことが後からこの本の主張に活きてきますので。私はこどもの頃から根っからの肥満体質で、昔から過食への欲求を止めることが苦手でした。過食の欲求にかまけて、生まれてから周囲の同年代の人達よりずっと大きく太り続け、最大ピークとなった30代前半の頃にはなんと体重が134kg、肥満指数（ＢＭＩ）で言うと41・4（基準は18〜25程度）の高度の肥満状態になっていました。やせるためにカロリーを減らしてみたり、朝早く起きてジョギングを頑張ってみたりしますが、どれも長続きしません。医師だというのにひどい有様ですよね。

そんなものだから私は自分のことをとても意志の弱い人間だと思っていました。唯一の取り柄は真面目な性格で勉強だけは頑張っていましたが、勉強だけに偏り過ぎたためか、人との交流は苦手でしたし、太ることによって容姿にも自信が持てなくなり、人生のあらゆる出来事を悲観的にとらえていました。親や周囲の期待に応えるように勉強を頑張って医師になったのに私は一向に幸せを感じることができませんでした。

それどころか医師になる過程で健康の知識を十分に得たにもかかわらず、体重は相変わらず増え続けて超肥満状態になると今度は睡眠時無呼吸症候群という病気を抱えることになってしまいました。同時に医師の仕事には忙殺され、人間関係にも恵まれず、うつ病まで発症してしまいました。仕事ではミスを繰り返し、まともに働けなくなった私は、同僚のドクターに相談して抗うつ剤を処方してもらうことになりました。ところが抗うつ剤を飲んでぼーっとした状態になりながら何とか仕事を続けているものの、何の楽しさも生きがいも感じられず、帰宅したらソファの上でただひたすらぼーっとし続けるような期間が続きました。

こうなると医師になったことさえ後悔し、こんな生産性の低い人間が医師として働いているなんて患者さんに申し訳ないし、むしろ自分がいなくなった方が不幸になる患者さんが減って、きっと世の中に貢献できるに違いない……そんな風に思い詰めて死ぬ寸前のところまで来ていました。

糖質制限食という食事療法に出会ったのは、ちょうどそんな絶望の淵にいるときでした。
結局、私はこの糖質制限食と、この食事療法を世の中に紹介してくれた江部康二先生と夏井睦先生という二人の偉大なドクターに人生を救われました。あと数ヶ月糖質制限食と出会うのが遅ければ、きっともう私はこの世にいなかっただろうなと思うと、人生とは不思議で予測不能なものだなと感じると同時に二人の先生には足を向けて寝られないほどに感謝しています。

詳細は本書の中で語りますが、ともかく私はこの糖質制限食をきっかけにして医療そのものを大きく考え直していくことになり、第二の医者人生を歩んでいくことになります。糖質制限食と言えば世間では糖尿病の変わった治療法だとか、肥満の人へのダイエット法としても広く知られるようになってきましたね。ただ実は糖質制限食について深く勉強していくと、そんなに単純なものではないことがよくわかってきます。

私も糖質制限食を実践することによって、わずか10ヶ月の間に134kgから102kgまで減量するという成功体験があります。たいしてやせてないじゃないかと思われるかもしれませんが、それまでの人生で何をどう努力してもやせることができなかった私にとって、これは革命的な出来事でした。しかもそれだけではなく糖質制限食を実践することによって、食後の眠気がなくなり、異常な空腹感もなくなり、身体がスムーズに動かせるようになり、集中力が増すようにもなりました。

さらには身体の調子だけではなく、メンタルの調子までもが安定する感覚を覚え、少し前まで「死にたい」という感情で埋め尽くされていたことがまるで嘘のように、暗澹たる気持ちが霧が晴れるように消えていくのを感じました。これは単なるダイエット法ではなく、身体の中でものすごい変化が起こっていると痛感し、私はこの糖質制限食に強烈に興味を惹かれていきました。この劇的な人生経験を通じて次第に私は大きく2つのことに気づいていきました。

1）現代医学で正しいと言われていることが正しいとは限らない（むしろ大きく間違っていることもある）

2）自分の頭で考えて自分にとって良いと思える方向に行動を整えていくことがとても大切である

結局、糖質制限食を通じて私が学んだことは、単に新しい食事療法というだけの表面的なことではなく、自然を基本におく生き方の大切さそのものであったように思います。

糖質制限食というと、美味しいものを我慢しないといけない、いかにも不自然で窮屈な食事療法のように感じられる方もおられるかもしれません。ところが人類の歴史の中では糖質をふんだんに食べられるようになったのはごく最近で、実は太古の昔に初期人類が接していた食事を考古学的に検証してみると、まさに人類の歴史の大半は糖質制限食であったことがわかりました。というよりも人類の歴史の大半は糖質を食べたくても食べられない時代だったと言う方が適切かもしれません。いわゆる狩猟採集生活の旧石器時代、人類が食べていたものとしては、ハイエナが漁ったあとの骨髄、昆虫、木の実、雑草など諸説ありますが、少なくとも現代のような大量の糖質（炭水化物）を含む穀物は存在していませんでした。穀物が出現したのは約1万年前の弥生時代、農耕が開始された頃だというのは考古学的に実証済です。

ということは、現代に生きる私たちが当たり前だと認識している糖質量の食事こそが、過剰で「不自然」な食事であり、糖質「制限」食だと認識する窮屈な食事こそが「自然」な食事だったのではないかとも思えるわけです。ここにも何が「自然」であるかという常識を疑うことの大切さが現れています。

だからこそ人類は、薬も点滴も病院も何もない時代から、数百万年の長きに渡って生命のバトンを連綿と受け継いでいくことができたのではないかと考えれば、「自然」であることの大切さは計り知れません。現代には様々な健康情報が溢れていて、あまりにも多過ぎて目移りしてしまいますが、もともとあなたが持っているものを「自然」に使えば十分生きていけるんだよ、というわけですから。この医療なしでも長年生命のバトンを受け継いできたという事実が「自然」を基本におく生き方の重要性を教えてくれているように私には感じられます。

さて糖質制限食に出会って、現代医療が盤石ではないことを知り、常識を疑い自分の頭で考え続けることの重要性を、私は身をもって理解しました。しかし、この本で書きたいのは「糖質制限食は素晴らしいですよ」ということではありません。勿論、私にとっては素晴らしいのですが、それが誰にでも当てはまる話ではないということです。

というのも、様々な患者さんへ糖質制限食のことをお伝えしていく中で、実践してもらった人の中で大体8割くらいの人には私が経験したのと同じような改善効果が起こるものの、残りの2割くらいの人は糖質制限実践に伴ってむしろ健康を害してしまうことが実際にあることがわかったからです。

これは単純に糖質制限食が合う人と合わない人とがいると考えれば整理できそうではありますが、そこで終わらせると勿体無い話です。実は糖質制限食が合わない2割の人達の特徴を追いかけていると、単に体質というだけでは説明できない一つの要素が浮かび上がってきたのです。

それは何をどのように捉えるかという「認識」の問題でした。例えば私が出会った糖質制限食で調子を崩す人にこんな人がいました。その人は長年糖質制限食を実践し続けていて、どういうわけか体調が悪くなっているにも関わらず、それでも糖質制限食を続けていました。これはある意味、非常に「不自然」な状況ですよね。もしも動物が同じような状況に遭遇したら、体調の悪さを感じた時点で糖質制限食をやめているはずです。それなのに糖質制限食をなぜ続けているのかと尋ねると、「信頼している医師から糖質制限食をすれば、体調がよくなると聞いたから」だと言うのです。

一般に、周りの空気に流されてとか、テレビで専門家が正しいと言っているからとか、あるいはそんなことを意識することさえなく、何となく人生の選択をしてしまっていることは誰にでも多かれ少なかれあることだと思います。その人にとっては糖質制限食がよほど強烈なインパクトを残したのでしょうか。とにかくこれを続ければ体調が良くなるはずだと信じて、不調を押してでも糖質制限食を続けておられたのかもしれません。側から見れば「そんなに辛ければ止めればいいのに」と思えるようなことでも、本人にとってはそれができない、そんな不自然な状態を可能にさせてしまう人間側の「認識」の問題がある、ということにここで私は気付かされました。

私は、糖質制限食が理論的にも実践的にもかなり有効性の高い食事療法であることを、それまでの研究や診療経験を通じて確信しておりましたので、こうした糖質制限食が合わないという人達と出会い、まずいくら理論的に妥当性があったとしても誰にとっても完全無欠で唯一無二の治療法など存在しないと悟りました。とは言え、改善する妥当性の高い治療法は存在するけれど、その方法をどのように「認識」するかという思考の在り方も、良くも悪くも自分の身体に影響を与えるという構造があることも理解しました。そしてもう一つ大切なこととして、こうした自分の体調が自分の行動によって崩れている状況に対して、それでもその行動を見直しさせなくするものに「主体性」の欠如があることを感じました。

つまり「自分がやりたくてやっている」ではなく「誰かがこう言っているからやっている」という生き方です。ひょっとしたら後者には、理論的に妥当な治療法の効果さえも阻害しうる「認識」の問題がある可能性があります。なぜならば、誰かに依存した判断に基づく行動には、たとえ自分にとって不都合なことが起こっていても「○○先生が言ったのだから正しいに違いない」と、自分の判断に不都合な事実を感じられにくくする構造があるかもしれないからです。自分で主体的に判断した行動であれば、おかしいと思った時点で見直すことができるはずです。

かくして私は、医療には「主体性」が必要不可欠であるという考えに至りました。前置きが長くなりましたが、私がこの本を書いた一番の目的は「主体的医療」というもう一つの医療の選択肢を読者の皆様に提案する、ということです。

振り返ってみれば、私が超肥満状態になった時、現代医療の推奨に従っていても全く改善しなかったのは、医療の推奨にすべてを任せ過ぎていたから、だったように思えます。私と同じように医療に任せているという経験をお持ちの方も、きっと多いのではないでしょうか。そんな私が糖質制限食の実践で劇的な改善を経験できたのも、「とりあえずやってみよう」という「主体性」をここにおいては運よく発揮できたこと、そしてあまりにも大きな心身の変化が起こったことで、自分の行動によって起こる自分の体調の変化に自然に目を向けられるようになったからだと思います。

もう一歩進めて考えると、現代医療においては一般的に、医師の指導に患者が従うという「先生にお任せ」の医療、言わば「受動的医療」のスタイルが常態化してしまっているように思えます。けれども、その「受動的医療」によってすべての患者が救われているかと言われたら、ほとんどの患者は通院を延々と続けていて、少なくとも病気からの卒業には正直言って程遠い状態です。ましてや近年は感染対策と称して、患者どころか健康な人の行動さえも制限するような暴走的な動きまで見受けられるようになってきました。

やっと話を冒頭の「医療の暴走性」に戻すことができました。そう、今の医療が暴走してしまっている問題の根幹には、長年の文化や慣習も相まって、私たちが医療に対して極めて「受動的」に関わってしまっていることがあるように感じています。

医療の目的が患者を病気から救うことにあるのだとすれば、本来の医療とは、患者自身がいわば「自分の主治医」として健康を管理できるように、医師などの第三者がサポートすることにこそあるのではないでしょうか。患者に主導権を持ってもらうこうした「主体的医療」のスタイルが、「医療の暴走性」が著しい今の世の中に求められていると私は思うのです。実は現代医療の中でも「患者主体の医療」という言い方や「インフォームド・コンセント（説明と同意）」などのそれらしい外来語が普及することで、患者に主導権を持ってもらうような理念は形式上謳われてはいるのですが、結局現場では医師主導、あるいは科学的根拠（エビデンス）主導で医療が展開されているのが実情だと思います。

私が経験した糖質制限食は少なくとも私にとっては「主体的医療」の重要性を理解するための大きなきっかけでした。糖質制限食について実践を通じて徹底的に学んでいくと、理論的にも実践的にも実績のあるおすすめできる食事療法であると判断することができました。

一方で糖質制限食の最大の特徴として、薬などとは違って、実践するもしないも自分が主導権を持って判断することができる、ということがあります。どのくらい実践するかは自分で調整できますし、合わないと思う人はいつでも止めることができます。続けるか、止めるか、まさに自分の頭で考えて判断すればいいのです。誰にも強制されることはありません。そんな当たり前の選択が、現代医療ではどういうわけか行いにくくなっているという構造があることにまず気づいてもらいたいです。

はたして医療へ主体的に関わることを困難にしているものは何なのでしょうか。そしてどうすれば「主体的医療」を実践していくことができるのでしょうか。そして「主体的医療」を選択すれば人生はどのように変わっていくのでしょうか。まずはその大きな流れを感じてもらいたかったので、先ほどの私の個人的なエピソードを紹介させていただきました。糖質制限食をきっかけに生まれた私の第二の医者人生は、「主体的医療」を選択したことで着実に幸せな方向に向かって進んでいると私には感じられています。なぜならば私は今、昔とは違って自分の頭で考えて、医療のみならず、人生の選択を行い続けているという実感を持つことができているからです。

というわけで本書のタイトルはズバリ「主体的医療のすすめ」です。この本を読んでいる人に、暴走する医療に惑わされることなく、私と同じように幸せな人生への道筋をつかんでもらうことが目標です。ただ実はこの「主体的医療」について理解してもらうためには、医療の常識をことごとく見直していく大改革が必要になってきます。本書はその大改革を次の手順で進めていくように計画しました。

まずは医療に受動的に関わってしまうと最も大きな弊害を受けてしまうのが「がん」の場合です。「がん」は現代医療の文化が最も深く根づいている領域と言っても過言ではありませんが、第一章では、この「がん」にまつわる常識を抜本的に見直すことから始めたいと思います。

続く第二章では私の人生を救ってくれた糖質制限食について、その驚くほど幅広い改善のメカニズム、ひいては万病への応用可能性について説明します。糖質制限食がここまで幅広い病気への改善効果を持っていること自体が、病気というものの本質が何であるかということについて一つのアイデアを与えてくれます。

第三章ではそのアイデアを広げて、全ての症状や病気は「過剰適応」と「消耗疲弊」の組み合わせで表現されるという私の仮説を紹介します。既存の病気をこの2つの概念で捉え直すことによって、「どんな難病であっても自分にできることがある」という「主体的医療」を支える構造について理解することができるはずです。

そして第四章は過剰適応と消耗疲弊のそれぞれに対処する方法として「休む」というアプローチを総論的にお話しします。考えてみれば「休む」という行為もかなり「主体的」な行為なので、ここで改めて「適切に休む」ことを熟考してみたいと思います。

第五章は現代社会の中で私たちが「休む」ことを難しくさせている「ストレス」に焦点を合わせ、この「ストレス」と「免疫」との関連について解説します。そして続く第六章では現代医療の中で最も偉大な功績と言っても過言ではない「感染症学」の常識に切り込んでいきます。中でもコロナ禍で私たちを大きく悩ませることになったワクチンについて「主体的医療」の観点で抜本的に見直していきます。

ここまでの流れで「主体的医療」を理解するための下地を整えて、メインディッシュの

第七章で「主体的医療」という選択肢について皆様へ存分に提示させて頂きます。

繰り返すようですが、私は選択肢を提示したいと思っています。私の人生は糖質制限食によって明らかに救われましたが、誰もが同じ結果を得られるとは限りません。「主体的医療」もあくまでもそうした選択肢の一つだと思ってもらえればと思います。

一方で現代医療は明らかに「受動的医療」に偏っていると私には感じられています。膨らみ続ける医療費の問題も、過剰な感染対策の問題も、行き過ぎた延命治療の問題も、全ては医療に対する「主体性」の欠如が背景にあると思っています。是非ともこの選択肢について熟考してもらえれば幸いです。

ただ私が提示する選択肢は、多くの人にはイバラの道に見えるかもしれません。今まで通り医療の言うことに従っていた方が、きっとある意味では楽だと思います。それでもイバラの道の先を進むことに大きな価値があることを私は伝えたいですし、これまで通りの楽な道の先には本当に幸せが待っているのかどうかを考えるきっかけにしてほしいとも思います。私が提案する「主体的医療」の選択肢を知ってもらった上で、やっぱり今までの道を進みたいという方は、その選択を尊重させていただきます。しかしそんな別の道があるとは知らずに不幸な結末になることほど残念なことはありません。

この本を読んで一人でも、人生が好転したという方が出てくれればいいなと思っています。「あの時死ななくてよかったな」と、今、心から思えている私のように。

目次

第一章　がんはどうしてできるのか

◉もしも私ががんになったとしたら……

「がん」という病気の話から始めてみましょう。

ご存知のようにがんは国民の2人に1人が一生の内に罹患すると言われている非常にありふれた病気です。一昔前までは「不治の病」というイメージがつきまとい、がんという病名を告知すべきかどうかで医療現場を悩ませている時代もありました。そんなかつてはデリケートな判断が求められていた病気の患者数が、今や国民病と言われるまで増加してきたのも大変皮肉な話です。

しかし今ではそうした不知の病というイメージもガラリと変わり、むしろ「がんは早期に発見し、早期に手術すれば治る病気」という認識を多くの国民が持つようになってきました。一方で「末期がん」という言葉のもつイメージからも感じられるように、発見が遅れると死に直結してしまうという恐ろしさは依然として残っています。だからこそテレビやネットなどのメディアでは、「がんの早期発見・早期治療」についていろいろな形で啓発され続けています。

例えば、早期にがん治療を行ってめでたく復帰する芸能人のニュースから、残念ながら末期がんの状態で見つかり、治療の甲斐もなく亡くなったというニュースまで悲喜交々の情報を私たちは日々浴びながら生きていると思います。おそらくですが、そうした情報に込められたメッセージは共通しています。「だからあなたも検診を受けて、早期発見・早期治療をしましょう」ではないでしょうか。だからこそ「早期発見、早期治療」を合い言葉に、多くの人が毎年真面目に健康診断を受けているのだと思います。

そんな「がん」に、もしも私がなったとしたら……。実は私自身の治療方針はすでに決まっています。がんの治療法は古くから手術療法、化学療法（抗がん剤治療）、放射線療法の3つが標準治療と呼ばれ、今でも主流はこの3つです。しかし私ががんになったら、とりあえず3大療法を受けることはいたしません。

でも、だからと言って何もせず放置するというわけでもありません。理由は後ほど詳しく述べますが、まずは食事中の糖質量を徹底的に制限します。また時々食事を抜くようにもします。場合によっては3日〜7日間レベルの断食を行うことも考慮します。

一方で現在行っている自分の仕事はおそらく辞めるか、もしくは大幅に仕事量を減らすなどしつつ、同時に自然の豊かな場所に引っ越すようにします。そこでこれまでの生き方を振り返って、今までの生き方はどうであったか、そしてこれからどうやって生きていくかをゆっくりと考えるようにします。

もしも痛みや苦しさが出てきた場合は、これを和らげる薬を飲むことを検討しますが、なるべく漢方薬を優先的に使うようにします。どうしても痛みがきつい場合は、一般的な鎮痛剤よりも医療用麻薬を、しかもなるべく必要最低限の量で済むように調整して使います。

そして実はこれが一番大事なことですが、がんにありったけの気持ちで感謝します、「こんなにも頑張って自分が無理をしていることを伝えてくれてありがとう」と。そしてその感謝の気持ちを持った上で、どうすればがんに負担をかけない生き方になるかを考えて、実践する、を繰り返していくのです。

私は曲がりなりにも医師のはしくれですが、私自身のがんに対するこのような治療方針を他の医師が聞いて誰が納得するでしょうか。「まともな医師の考えることではない」と一蹴されてしまうのは想像に難くありません。ただ誤解してほしくないのは、私はこの治療方針を自分が担当する患者さんは勿論、他の誰にも強要するつもりはありません。あくまでもこれは私自身が考えて私自身に対してのみ実施するつもりの治療法です。

どうして私がこんな常識外れの治療法を行うのかを理解してもらうためには、私自身が「がん」というものをどのように考えているかを知ってもらう必要があります。私は何もやけくそになってこんな治療方針を考えたわけではありません。冷静かつ慎重に考え、しかも相応の医学的な根拠をもってこの治療方針を導き出したつもりです。以下でそれを説明していきたいと思います。

◉がんとは本来、どういうものなのか？

さて、逆にみなさんにお尋ねします。「がん」とはどういうものですか？「がんは放っておくとどんどん大きくなって私達を死に至らしめる怖い細胞」と思われる方もいらっしゃるかもしれません。多くの医師はこんな風にがんを説明します。「がんは遺伝子の異常によって発生する無限に増殖を繰り返す悪性の細胞である」と。だから「がん細胞がまだ小さいうちに手術で切除することさえできれば、根本的に治療することができるのだ」と。「がんは早期発見、早期治療が大切なのだ」と。

そんながんに対して標準治療を行わないなんて、ましてや「がんに感謝する」とは何事でしょうか。しかし私は、まず「がん」というものを次のように受け止めているのです。

「がん細胞とは糖代謝が過剰に駆動している正常細胞である」

つまり私は「がん」を正常細胞の延長線上の存在、もっと言えば、「がん細胞」をまるで正常細胞のように捉えているのです。別に私の空想というわけではなく、そう捉えるのにはちゃんとした医学的な根拠があります。以下に私に私が根拠とする生理学的事実を列挙します。

- 正常細胞は糖と脂質の二種類のエネルギーを利用することができる。
- ミトコンドリアと呼ばれるエネルギーを生み出す細胞内小器官がある。
- がん細胞ではミトコンドリアの機能が低下している。
- 糖代謝ではミトコンドリアがなくてもエネルギーを生み出すことができるが、脂質代謝ではミトコンドリアがないとエネルギーを生み出すことができない。
- がん細胞におけるエネルギー産生は糖代謝に依存している。
- 正常細胞とがん細胞とで形態的に区別が難しい状態が存在している。

これらの生理学的事実そのものを否定できる医師はおそらくいないと思います。そしてこれらの事実を踏まえれば、正常細胞とがん細胞にはグラデーションがあり、正常細胞の状態から何らかの理由でミトコンドリアの機能が低下し、糖代謝に依存せざるを得なくなった結果、がん細胞と呼ばれる状態へ変化していく、という流れを容易に想像できるのではないでしょうか。そしてそのように糖代謝を過剰に駆動し続ける状況が結果的に細胞分裂を促進する、という捉え方です。

ここで同じく、がん細胞の「遺伝子変異」についても、異なる二つの解釈を考えることができます。一つは、多くの医師が持つ解釈で、「何らかの原因で発生した遺伝子変異によって正常な細胞が変化して無秩序に増殖し続けるようになった悪性の細胞」というものです。もう一つは私の解釈で、「糖代謝を過剰に使用せざるを得ない状況に適応するために遺伝子を必然的に変異させた細胞」というものです。端的に言えば「原因」と「結果」の捉え方が逆になっているのです。前者は「遺伝子変異するから無秩序な細胞増殖」となり、後者は「細胞を増殖させるために遺伝子を変化させる」となります。

「がん」に限らず、同じものであっても、立場が違えば全く違ったものに見えることがあります。こどもから見て口うるさい母親の行動も、親の立場からするとこどもへの愛情の現れとしてよかれと思ってやっていることだったりします。

ところが、がんだけはそのように異なる視点で見ることが困難な状況となっています。

「がん は敵」という立場で見てしまうと、がんのどのような振る舞いも私達を苦しめようとする現象にしか思えないかもしれません。ところが逆に「がんは自分自身」という視点で見ると途端に、同じ現象の別の側面が見えてくるのですから不思議なものです。しかし、「がんは自分自身」だという視点で捉えている医師はほとんどいないというのが実情です。「がんは自分自身」だなんて、そんなバカなと、現実逃避のための気休めのように感じてしまう方もいらっしゃるかもしれません。しかし「がん細胞は糖代謝を過剰駆動している」という見方から、さらに人間の身体で「糖代謝を過剰駆動する必要がある状況とはいつなのか？」「どうすれば糖代謝の過剰駆動状態を鎮めることができるのか」などと疑問を発展させていけば、がんに対して何か自分の行動を変える余地が生まれてきます。そこが視点を変えてみることの最大の価値であり、同時に「主体的医療」の概念に気づくきっかけでもあるのです。

◉がん自体に身体の正常な反応であるという側面がある

糖代謝が働くためには何はともあれ、糖が存在することが重要です。それが過剰に働くということは、糖が過剰に存在している、というのがまず思いつく糖代謝が過剰に駆動されるための条件だと思います。ところが糖が過剰に存在していなくても、糖代謝が駆動される条件もあります。それは身体にストレスがかかった状況です。

ここで言うストレスとは、暑さや痛み、疲労などの物理的なストレスだけではなく、不安や恐怖、我慢や怒りなどの心理的なストレス、タバコやアルコール、大気汚染などの化学的なストレス、細菌・ウイルス・カビ・花粉などの生物学的なストレスなど、その種類は問わずあらゆるストレスのことを指しています。

とにかくどんな種類であろうと、身体が困難を感じ、その状況を何とかしようと身体のシステムを活性化させている状態のことを「ストレスがかかった状態」とします。身体はそんな時にも糖代謝を過剰に駆動させるのです。なぜならばストレスがかかった状態で糖代謝を使えば、即座にエネルギーを生み出すことができて、困難な状況を克服するのに有利になるよう身体のシステムを活性化させることができるからです。

ストレスがかかった状態になると糖代謝が駆動されるという仕組みを支えるために、ストレスホルモンと呼ばれる物質が多数準備されています。アドレナリンというホルモンの名前を聞いたことがあるかもしれませんが、これは身体がストレスのある状況に置かれた時に分泌されるストレスホルモンの一種です。アドレナリン以外にもノルアドレナリン、成長ホルモン、甲状腺ホルモン、グルカゴン、コルチゾールなどの物質もすべて、ストレスホルモンと総称されています。

注目すべきはこれらのストレスホルモンの多くに血糖値を上昇させる働きがあるということです。またストレスホルモンが分泌される状況になれば、食べ物を摂取していなくても、身体の中に貯蓄されている脂肪や肝臓にあるグリコーゲンという糖の貯蔵庫を分解することで糖を作り出すように働いたり、場合によっては身体を構成するタンパク質を切り崩すことによって、血糖値を上昇させます。このことから、身体は遭遇した困難に立ち向かう時に糖代謝を駆動させるという仕組みを幾重にもバックアップシステムを重ねながら働かせている、裏を返せばそれくらいストレスへの対抗システムとして糖代謝は重宝されているということをうかがい知ることができます。

◉がんができることは、はたして悪いことなのだろうか？

こうしたことを踏まえますと、「がん細胞とは糖代謝を過剰駆動している細胞である」という情報は必ずしも悪い話とは限らないように思えます。なぜならばストレスに対抗するための仕組みである糖代謝を動かすことは身体が困難な状況にあればこそ、その状況を乗り越えるために必然的な行為となりうるからです。そうした見方は「がんは自分自身」という考え方に一定の理解をもたらしてくれるのではないでしょうか。ただそれが「過剰」に起こっているのだとすれば確かに問題ではあると思います。よく「ストレスが多いとがんになる」という話を聞くかもしれませんが、これは別の見方をすれば、「ストレスの多い状況を克服するために過剰に糖代謝が回転することで細胞ががんと呼ばれる形に変形してしまっている」というふうにも考えることができます。そう考えればがんは健気に頑張っている味方として見ることもできるし、悪いのは細胞ではなく、細胞を過剰に頑張らせている環境なのではないかという視点に気づくことができます。

さらに視点を変えれば、がんは私達に「今知らないうちに糖代謝が過剰駆動されてしまっていますよ」と知らせるメッセージを送ってくれていることにもなります。そこまで考えると、健気にメッセージを送り続けてくれているがんに「感謝する」という気持ちが生まれても不思議ではなくなってきませんか。

だから私はがんになったら、まずありったけの気持ちでがんに感謝します。そしてがんに教えてもらった糖代謝の駆動状態を是正すべく、まずは糖質の摂取量を減らすこと、そしてストレスの主因となっている可能性の高い仕事を辞めて自然豊かなところに引っ越すことを、知らないうちに糖代謝を過剰駆動してしまっていることに対するとりあえずの緊急避難策として行います。

そしてそれで無事解決というわけではなく、その上で、なぜ私の糖代謝が過剰駆動してしまっていたのかについて引き続きじっくりと考えます。がんができてきたということは、糖代謝を過剰駆動させてしまうほどに私が自分の身体に無関心であったことの現れだと思うからです。「身を挺して私の無関心状態に気づかせてくれてありがとう」と思います。そう考えると、がんができることは、決して悪いことではないという捉え方が少しずつ見えてきませんか。

◉医学論文を引用せずに説得力をもたらす「事実重視型思考」

ところで、医学的根拠というと、普通は医学論文のことを意味することが多いと思います。「EBM（Evidence-Based Medicine：科学的根拠に基づく医療）」という言葉を聞いたことがある人もいらっしゃるかもしれません。一昔前の医療では、ベテラン医師の経験が重視されていたために、受診する病院や医師の考えによって施される医療の質も大きく変わるということがありました。このような理不尽な医療システムへの反省を踏まえ、どこの病院のどんな医師が診るにしても、均質な医療が提供できるように医師の経験よりも客観的な医学データをもとにして治療方針を定めよう、という動きが1990年代から医療界で活発になりました。それがEBMです。

ここまでの文章を読まれて、私の説明にはEBMを実践する上で重要とされる「医学論文」がほとんど引用されていないことに気づいた方もいらっしゃるかもしれません。それもそのはず、実は私はあえて自分の説明になるべく「医学論文」を用いないようにしているのです。なぜならば医学論文は客観的なデータであるように見えて、実は現実に対する一つの見方を提供しているに過ぎず、そのデータの解釈は立場によって如何様にも変化するからです。ちょうど「がんは敵」という立場から見れば、どのがんにまつわるデータも「がんは敵」という考えを支持するようにしか見えなくなってしまうように、です。

しかも実際のがんにまつわる医学論文は全て、「がんは敵」という前提で研究し発表されているものばかりです。それが紛れもない真実を反映している、というのであれば何も文句はありませんが、残念ながらがんに関する「医学論文」にはよくよく読み込むと結論が疑わしいと感じられるものも多く含まれています。個々のがん関連の「医学論文」のどこに矛盾があるのかについて検証することも可能ですが、かなり複雑な内容になるので混乱を避けるためにここでの詳細な解説はあえて避けさせて頂きます。ただ、ここではとりあえず冒頭の糖質制限食のように、医学界ではたとえ「医学論文」ベースで常識とされているようなこと（例：カロリー制限食）であっても覆ってしまうようなことが、がんの領域でも十分に起こり得るのだと理解して頂ければと思います。

一方でそもそも「医学論文」に書かれていることの妥当性を「医学論文」内で結論づけることには無理があるという事情もあります。たとえば研究者が「がんは敵」という視点に立っていれば、「抗がん剤はがんに有効である」という結論ありきでデータを分析する傾向があります。そうするとこの結論にそぐわないデータは見ない、公開していない可能性があります。それでも矛盾点を見抜く方法が全くないわけではありません。その具体的な方法の詳細については私のたがしゅうブログの「がんに関すること」というカテゴリーに書いているので、興味のある方は是非お読み頂ければと思います。ただ、それも相手が出すべきデータを十分に出していることが前提になるため、もしも研究者の視点が偏っている影響でデータが出揃っていなければ検証不能になってしまいます。だから私は「医学論文」を論拠にして主張を展開するのは得策ではないと考えています。

だからこそ私の主張の論拠は基本的に「医学論文」に頼らず、あくまでも客観的に確認できる事実をもとにしています。「がん細胞は遺伝子が変異し、ミトコンドリアの機能が低下し、糖代謝が過剰に駆動している細胞である」というのはまさにその例です。「ストレスホルモンの多くが糖代謝を駆動する」こともそうですね。この解釈は「医学論文」で示されているというよりは、第三者が客観的に再現性をもって確認することができる医学的な「事実」です。

これから先の私の主張も、できる限り事実を重視して論を組み立てていきます。この思考スタイルのことを私は「事実重視型思考」と名付けています。読み進められるにあたって、その点にも注目して頂きたいと思います。

本当は、事実だけで理論を固めることができれば、一点の曇りもない完璧な理論ができるのかもしれません。しかし現実に、すべての事実を自分の目で確認していくことは不可能ですし、誰かにとっての事実が別の誰かにとってはそうではないと感じられることもあります。したがって事実だけで論理を構築することは、残念ながら現実的には不可能だろうと思っています。

しかし事実ベースでものを考えることで、説得力は明らかに高まります。自分の目で事実かどうか確認できないことであっても、複数の他人の目を借りたり、学問的に確かな情報を使ったり、再現性が確認できるかを調べたりといった、様々なアプローチで事実としての確からしさを推定して、なるべく「事実」もしくは「事実に近い情報」で論を固めるようにする、それが故に私はこの思考スタイルを「事実思考」ではなく、「事実重視型思考」と名付けているのです。

ここから先は、この「事実重視型思考」をベースにして、「がん」に関してだけではなく、現代医療の価値観そのものを変えていくプロセスを、私の経験とその後主体的に研究して学んできたことを中心に説明していきたいと思います。この本を読み終わる頃には、読んでいただいている方の医療の受け止め方が180度変わり、医療というものの鍵は医師や病院の仕組みの中ではなく、自分の手の中にあるのだということを実感してもらえると嬉しいです。

そのために次章では、私が「事実重視型思考」に至ったきっかけともいうべき糖質制限食という食事療法が実際にはどれほど可能性を秘めた治療になるかを説明してみたいと思います。

第二章　糖質制限は治療のスタートライン

◉現在の標準的ながん治療は間違いだらけ

「はじめに」で書きましたように、「糖質制限食」は私にとって人生を救ってくれた食事療法です。まずはこの「糖質制限食」というものがどういう食事療法なのかについて簡単に説明します。

食事療法を考える上で重要な要素として「三大栄養素」と呼ばれるものがあります。それは先ほども説明したエネルギー源として使われる「糖質」と「脂質」、もう一つは「タンパク質」です。「タンパク質」は骨や筋肉、皮膚など身体の構成成分や化学反応を起こす酵素などの材料となる栄養素ですが、身体のエネルギー源が十分に使えない飢餓などの臨時状態においては普段は身体構成成分の「タンパク質」もエネルギーとして切り崩されて使われるという仕組みになっています。

「糖質制限食」というのは、「三大栄養素」のうち「糖質」を制限し、その代わりに「脂質」「タンパク質」をしっかり摂るという食事療法です。「糖質」を制限しても、エネルギー源としては「脂質」を利用し、身体構成成分としての「タンパク質」も十分に確保することができるので、理論上問題なく身体活動を行うことができます。それどころかエネルギー源として「脂質」をメインで使うことは、詳細は後述しますが「糖質」をメインで使う場合に比べて圧倒的にメリットが大きいのです。しかも「脂質」エネルギーが十分にある状態においては「タンパク質」もエネルギーとして切り崩されることはありません。したがって「糖質」を制限しているからといって、「タンパク質」が切り崩されて筋肉がやせていくというようなことは原則起こりません。

「糖質制限食」はダイエット法（痩身法）として紹介される機会が増えましたが、実はそれは「糖質制限食」の数多あるメリットのほんの一部です。そもそも、なぜ「糖質制限食」

がダイエットになるのかと言いますと、まずエネルギー源として「脂質（脂肪）」を利用させるということがあります。また「糖質」はインスリンを介して「脂肪」に変換されるという特徴があります。よって「糖質」を控えることで、不要に「脂肪」を蓄積させないようにすることもできます。つまり「効率的に脂質を使う」と「不要に脂質を貯めない」という2つの合わせ技によって、「糖質制限食」のダイエット効果が生み出されているということです。

それならば、すでにやせている人が「糖質制限食」を行うというのは問題があると思われるかもしれませんが、そうではないのが「糖質制限食」の面白いところです。「糖質制限食」は本質的にはエネルギー源として「糖質」よりも「脂質」を優先して使わせる行為なので、太っている人にとってはダイエット法になりますが、やせている人が行うと慣れるまでに少し時間はかかるものの、次第に「脂質」をエネルギーとして使えるようになり、またゆっくりと脂質を貯蔵できるようにもなっていきます。そしてなんとゆっくりと適正体重へ増加させていくことができるのです。同じ食事をしているのに、太っている人には減量させ、やせている人は適度に太らせるという、それだけでも何とも不思議な糖質制限食の奥深さを垣間見ることができるのではないかと思います。いや、不思議なのは糖質制限ではなく、人体の複雑な仕組みの方なのかも知れません。

実は「脂質」は「糖質」に比べて、燃費が良くて安定的なエネルギー源であることも知られています。例えば、「糖質」を中心とした食事だと、朝ご飯を食べた後、数時間もすればお腹がすいて次の食事を欲するようになりがちですが、「脂質」を中心とした食事だと空腹感はそれほど強烈ではなくなり、食べてもいいし必ずしも食べなくても大丈夫（エネルギー切れしない）という感覚になります。「糖質」エネルギーのようにすぐに枯渇し渇望するようなことはなく、「脂質」エネルギーは長持ちするのです。

ただ、やせている人は、言ってみれば生まれつき「脂質」を使うのがあまり得意ではない体質の人なので、いきなり「糖質」を強く制限すると、しばらくは上手に「脂質」を使えないせいで、エネルギー切れの感覚が出てきてしまうこともあります。したがってやせている人が「糖質制限食」を行う場合は、少しずつ「糖質」の量を減らして、徐々に「脂質」を利用する生活に慣らしていくのがおすすめです。

さて、「糖質制限食」のメリットは体重のコントロールだけにとどまりません。まずは生活習慣病の予防ができます。肥満を防ぐだけではなく、血糖値の上昇を根本からコントロールすることで糖尿病も防ぐことができます。さらには身体の主たるエネルギー源が「糖質」から「脂質」へと切り替わることで、エネルギーの流れが安定的かつスムーズになり、高血圧やコレステロールの異常も改善していく事実が糖質制限実践者の間でしばしば観察されています。

もう一つ重要なこととして「酸化ストレス」というものと「糖質制限食」との関わりがあります。「酸化ストレス」というのは簡単に言えば身体を老化させたり、身体の機能を衰えさせたりさせる化学的な現象のことで、アレルギー性疾患、自己免疫疾患、神経変性疾患など治療することが難しい病気には必ずと言っていいほど関わってきます。実は血糖値の上昇および乱高下によって「酸化ストレス」が発生することがわかっています。したがって「糖質制限食」は血糖値の乱高下を抑え、食事によって発生する「酸化ストレス」を最小化することによって、生活習慣病のみならず、こうした難しい病気の予防や治療につなげることさえできるのです。

加えて、「脂質」をエネルギー源として利用する時に発生する「ケトン体」という物質について近年研究が進んでおり、このケトン体自体にも「酸化ストレス」を減らすという働きがあることがわかってきました。また驚くべきことに、普段は眠っている遺伝子を発現させるという効果まであることさえわかってきました。遺伝子というのは細胞の中にある人体の設計図ですが、そのすべてが使われているわけではなく、普段は使われていない眠れる遺伝子も実は無数に存在しています。「ケトン体」にはそうした眠れる遺伝子を発現させ、いざという時に備えて生存に有利なシステムを賦活する性質があるというのです。「断食をすると長寿遺伝子が目覚める」という話を聞かれたことがある方もいるかもしれませんが、実はこれも「ケトン体」による休眠遺伝子の発現が原因だと考えられています。

このように良いことづくめで、万人に多様なメリットのある「糖質制限食」ですが、読者の方の中にはおかしいと思われた方もいらっしゃるかもしれません。

「そんなに素晴らしい食事療法なのに、なぜ世の中で広く推奨されていないのか」

これは当然の疑問だと思いますが、もちろん理由はいくつもあります。例えば歴史的に「糖質」中心の食文化が定着してきたからそう簡単に文化を変えられないとか、「糖質」中心食が美味しすぎて容易に制限できないとか、多くの医師や栄養士などの専門家が推奨していないからとか……。でもこれらの要素をあえて一言でまとめるならば、実は「常識が邪魔をしているから」です。

この「常識」と呼ばれる価値観を覆せるかどうかが、「糖質制限食」の恩恵を受けるためには非常に重要なポイントになってきます。確かに日本という国ではお米が主食とされていますし、五穀豊穣を願い稲作が大事にされてきた文化的な背景もあります。そういう背景の中で「糖質制限食」はシンプルに言えばお米を減らすという行為ですから、少し減らすくらいならまだしも、徹底的に減らすとなればその実践に抵抗感が出てきても不思議ではないと思います。

一方で医師や栄養士は長年「糖質」を中心に食べて、「脂質」はむしろ制限するカロリー制限食を標準的な食事療法として指導してきた立場です。ましてや「糖質」中心食は明らかに美味しいものが多いですし、そうなると積極的に「糖質」を制限する行為に抵抗感が生まれるのも無理はありません。

ただ「長年の文化が正しいとは限らない」「専門家でも根本的に間違うことはある」「おいしいものが身体に毒になる場合がある」というふうに常識を疑って、実際に「糖質制限食」を十分に実践してみると、おそらく多くの人は自分の身体に起こる肯定的な変化を実際に感じることができると思います。常識を疑うことが必ずしも良いことにつながるとは限りませんが、こと「糖質制限食」に関しては、先に述べたような驚くほど多彩な好影響をすでに体感した立場から言わせて頂くと、少なくとも私はこの「糖質制限食」の価値を伝聞ではなく、自分の実感を持って多くの人に伝えることができます。

勿論、太っている人とやせている人との違いで説明したように、この食事療法の効果が出やすい人と出にくい人がいるという個人差はありますが、それでも「血糖値を安定させる」「インスリンを過剰に分泌させない」「酸化ストレスを減らす」「エネルギーの燃費をよくする」「眠れる遺伝子を発現させる」などの「糖質制限食」の本質的なメリットは、少なくとも理論上は、万人に共通するものだと考えることができます。

実はそうした「糖質制限食」の多彩なメリットのひとつが「がん」を予防・治療することができる、というものです。考えてみれば「がんは敵」という捉え方も常識のひとつかもしれません。しかし、がんに対する食事療法として専門医から「糖質制限食」が勧められることはまずありません。なぜでしょうか。「がんは敵」という常識を持っていようといまいと、「がん」細胞が「糖代謝の過剰駆動状態」にあることは既知の生理学的な「事実」

であり、この状況に対して「糖質」を制限し、これ以上糖代謝を駆動させないようにする行為は、普通に考えればがんの治療において合理的であるように思えます。それなのになぜ、がんの専門医は「糖質制限食」を推奨しないのでしょうか。専門家にしかわからない深い理由があるからなのでしょうか。

そうではなくて、がん医療の中で「栄養は糖質を中心に摂るべき」という常識があるからだと私は考えています。例えば、がん患者さんはしばしば栄養失調になることが知られています。この状況に対してがん専門医は、きついがん治療に耐えるためにも栄養をしっかりと摂るべきだと考えています。ただしこの時摂るべき栄養を、がん専門医は「糖質」を中心に考えているわけです。一方で「糖質制限食」を実際に経験したことのない医師の中には「糖質制限食」をすると栄養失調になると考えている人もいます。あるいは「脂質」を過剰に摂取することで動脈硬化が進行するという意見も聞きます。はたまた「タンパク質」を摂り過ぎることで腎臓病が進行するという意見も聞きます。いずれも古くより医学において「常識」とされてきた考え方です。しかしそんな心配をよそに、実際に「糖質制限食」を実践する患者さんにおいて動脈硬化も腎臓病も悪化するどころか改善するという事実が実は稀でなく観察されてきています。

しかし「糖質制限食」で動脈硬化や腎臓病が改善するという「事実」は、「栄養は糖質を中心に摂るべき」という「常識」の中にいる専門家にとっては容易に受け入れられないものだったりします。むしろ専門家であるがゆえに、最も「常識」を覆すのが難しい立場にいると言うことさえできるかもしれません。加えてがんの専門家の場合は、さらに「がんは敵」という「常識」も極めて強固です。そういう「常識」の下にがんを攻撃する戦略を徹底的に考えてきた人が「がん専門医（腫瘍内科専門医）」だと言っても過言ではないほどです。その結果、がん専門医は「糖質をしっかり摂って、その上でがん治療によってがんをやっつけるべき」という、いわゆる標準的な治療方針を推奨することになるのです。しかし「常識」にとらわれずに「がんは自分自身」という視点で見直せば、専門医が勧めるその治療方針は、わざわざ自分でがんを育てて、そのがんを完膚なきまでに叩き潰すという、いわば自分で火をつけて自分で消火器を売りつけるマッチポンプ的でかつ自傷的な行為になっている可能性が見えてきます。

私は「常識」にとらわれた標準的ながん治療は大いに見直す必要があると思っています。標準的ながん治療として、俗に三大がん治療と呼ばれているのが「手術療法」「化学療法

（抗がん剤）」「放射線療法」です。いずれも「がんは敵」だとみなし、「がん」だけをやっつけるべきターゲットとして見定めて、これを攻撃し死滅させるという治療法だと思います。しかし「がんは自分自身」という視点で捉え直した時、これらの治療行為はすべて、自分で自分を苦しめていることになりはしないでしょうか。

三大がん治療の問題点はそれだけではありません。それは、そもそもなぜ「がん」ができるのかという問題点に全くアプローチしていない、ということです。言ってみれば、原因はわからないけれど、とにかく「がんは敵」なので見つけ次第直ちにやっつけようという治療方針です。考えてみればこれはあまりにも野蛮な治療方針ではないでしょうか。

そうなってしまう理由のひとつにはがんの原因の一部が「遺伝子異常」だと捉えられているところもあると思います。遺伝子異常によって引き起こされる病気だから元に戻そうとしても不可能なのだと、だからがんは如何ともし難い存在であって、殲滅するしかないのだという発想です。でも私に言わせると「遺伝子異常」は「異常」でも何でもなくて、あくまでも遺伝子の「変化」であり、悪いことであるどころかむしろ「糖代謝の過剰駆動」という環境変化に適応すべく人体がわざわざ起こしている環境適応的な「工夫」なのです。少なくともそう考えることのできる科学的な基盤は近年整ってきました。昔は遺伝子の変化は生まれながらにして固定していると考えられていましたが、今は遺伝子の変化は生まれて以降にもいくらでも起こっていることがすでによく知られているのです。このように遺伝子が生まれた後の環境に応じて変化することを「後天的遺伝子制御変化（エピジェネティクス）」と言います。しかもこうした現象は実は知らないうちに頻繁に起こっていることが現在の科学では解明されてきています。

「遺伝子変化」が原因ではなく結果だという可能性があるということになれば、次に考えるべきことはその「遺伝子変化」がなぜ起こっているかについてですが、先述のようにそれは「糖代謝が過剰駆動されている」こと自体にあると私は思います。もしそうだとすればがんを攻撃するのは筋違いで、糖代謝の過剰駆動を止めるための方法を考えるのが筋ですから、がんをどうにかしたいと思うなら、まず考えるべきは食事、特に「糖質」の問題だと思います。

がんの主たるエネルギー源が「糖質（ブドウ糖）」であることは、これもまた紛れもない「事実」です。その事はＰＥＴ－ＣＴ検査という比較的早期のがんを検出する高価な検査のシステムを考えても明らかです。ＰＥＴ－ＣＴ検査とはブドウ糖の代謝が行われている部位へ集積する性質を持つ18F－FDGという薬を注射し、この薬が集積する場所を画像化することで、がんの場所を特定するという仕組みで成り立っています。基本的に「糖質」は摂取されると消化液で「ブドウ糖」まで分解されて、身体の中に取り込まれます。それならばがんの治療においてまずなされるべきことは、「糖質」を不用意に身体に入れないようにすることではないでしょうか。

「糖質でがんが育つのであれば、糖質を食べないようにするべき」というのは、はっきり言って小学生でもわかる簡単な理屈です。でも実は、がんは糖質を摂らないというだけで解決するような簡単な問題でもありません。私は、糖質を必要以上に摂らないことは、あくまでもがん治療におけるスタートラインだと考えています。なぜならば糖質を制限したその先も、まだまだ問題は山積みだからです。

たとえば、仮に食事からの糖質の摂取をゼロにしていたとしても、通常血糖値は一定値以下に下がることはありません。人体には口から糖質を摂取しなくても、血糖値を一定の値に維持するためのシステムが無数に張り巡らされているからです。具体的には肝臓で「脂質」や「タンパク質」の一部を材料にして糖を作り出すことができます。このシステムを「糖新生」と呼びます。あるいはストレスホルモンと総称される物質が血糖値を上昇させる働きがあることは第一章でも述べた通りです。逆に言えば、それくらい低血糖に対して身体は厳重に備えているということでもあります。つまりどれだけ完璧に糖質制限を実践したところで、がんへの糖の供給をゼロにすることはできないし、糖質制限していてもストレスがかかり続ければやはり血糖値は上がり、がんは育ってしまうということです。

さらに言えば、がん細胞は「タンパク質」を構成する成分である「アミノ酸」をエネルギー源にしても活動することができることもわかっています。また「タンパク質」を摂取することで、糖質を摂取する時ほど多くはありませんが、少しだけインスリンが分泌されます。インスリンは血糖を細胞に取り込むだけではなく、細胞を増殖させる作用を持つホルモンでもあります。こうした事実から考えて、「糖質制限食」をどれだけ完璧に実施しても、がんを育てる要因をゼロにすることはできないと理論上考えることができます。残念ながら「糖質制限食」さえすれば、がんの問題がすべて解決するわけではないのです。

それでも、「糖質制限食」を実践することは、がん治療においてなされるべき最初の一歩であることには違いないと私は考えます。逆に言えば「糖質制限食」を考慮しない状態で、がん治療を考えると大変困ったことになってしまいます。その困ったことになった結果として起こる歪みが現代のがん医療の現場、あるいはその周辺の医療現場の至るところで実際に発生してしまっているように私は思うのです。

ある日、私のところに一人のがん患者さんがみえました。もの忘れが進んでいるような気がするから診てほしいというのです。60代の男性でした。身体はやせ細り、目には覇気がなく、肌はくすんでいます。身体をささえる筋力がなくて、幾度となく転倒を繰り返しています。事情をお聞きすると、数年前に大腸がんの手術を受けてから徐々にやせていき、最近肺に転移が見つかり抗がん剤治療が始まったのだといいます。

やせているだけではなく、認知機能も低下しているようで、簡単なテストをしてみると軽度の認知症の範疇でした。脳の画像を診ると、全体的に脳は萎縮していました。血液検査を行ってみると、どうやら糖尿病もあるようでした。糖尿病があることをがんの担当医が把握していなかったわけではないようですが、なぜか糖尿病の治療について特に触れられることはなく肺に小さな転移があるから軽い抗がん剤でがんを叩きましょうという説明を受けたとのことでした。担当医からは特別食事の指導は受けておらず、自分で何となく食事に気を遣って魚や野菜などを食べているとのことでした。患者さんに糖質に対しての特別の配慮はありませんでしたが、結果として糖尿病になっている事実を踏まえますと、きっと身体にとっては糖質過剰の状態があるのだろう、と推察することができます。

この患者さんの種々の問題に対して、がんは引き続き抗がん剤で叩き、糖尿病は糖尿病の専門医に任せ、認知症は脳の専門医に任せて治療を受けるというのが最適な解決策となるでしょうか。糖尿病の専門医は血糖値を下げるためにインスリンを使うかもしれません。インスリンは先程も述べたように、がんを育てる方向にも働きかけます。認知症の専門医は認知症の薬を出すかもしれません。しかし脳に作用する認知症の薬は、しばしば興奮性の副作用をもたらすことがあります。精神興奮は身体に大きなストレスをもたらし、これもまたがんを育てるように働きかけるかもしれません。

以上の理由で、少なくとも理論上はがんがさらに大きくなると予想することができます。加えてがんが大きくなる状況に対して抗がん剤を強めてさらに叩こうとすれば、今度は正常な細胞もどんどん死滅していき、自力でインスリンを分泌する細胞も死滅して血糖値を下げる能力が低下し、インスリン注射の量をさらに増やす必要が出てきます。脳の神経細胞が死滅すれば、認知症はさらに悪化しますので、きっと認知症の薬も増量していくことになるでしょう。そうすると興奮以外にも心臓や肝臓など様々な臓器へ副作用が及んできてしまうことにもなります。このように、治療すれば治療するほど、問題がこじれていくという構図が容易に見てとれるのです。

でも例えばもしもこの患者さんが最初に「糖質制限食」を実践すると、どうなるでしょうか。まず糖質を減らすことでインスリンの分泌量も減って「がん」は育ちにくい条件になります。当然、血糖値も安定するので糖尿病もよくなります。血糖値の乱高下がなくなって酸化ストレスも最小化できるので、これ以上認知症が進行していくのを防ぐことができるようにもなります。少なくとも理論上はその流れを説明することができます。ただ実際には、糖質を制限することへのストレスの程度が、その人の持つ常識的な価値観によって大きく異なり、それによっても影響は変わるでしょうから、話はそこまでシンプルではないかもしれません。でも、先程のように、それぞれの病気の治療をそれぞれの専門医へ任せることに比べるといくらか良い見通しが立つのではないでしょうか。勿論、「糖質制限食」の実践具合にもよりますし、生きていく上でのストレスをゼロにすることなどできませんから、それでも防ぎきれないストレスの問題はあるとは思います。でもそれぞれの問題を専門家に任せていた時のように重なる問題のこじれは起こっていきません。これが、私が「糖質制限食」をがん治療のスタートラインにおくべきだと考える大きな理由です。

ところで医学の発展に伴って抗がん剤も進化しているという話も時折聞かれます。たとえば、2018年に日本人医師の本庶佑先生がノーベル医学生理学賞を受賞されたことでも話題になった「免疫チェックポイント阻害剤」という最新の抗がん剤がありますが、これに関してはどうでしょうか。今までにない作用機序の抗がん剤で、それまでだと治せなかった末期がんにも効果を示したことで、一部で「夢の抗がん剤」などとも称されて、大きな注目を集めました。

ただ少し調べてみればわかりますが、残念ながらこの薬には「夢の薬」と言われるほどの劇的な効果があるわけではありません。まずこの薬は早期がんに適応が通っておらず、もっぱら通常の抗がん剤治療を行って効果がなかったという難治性の末期がんにしか使われません。なぜならばがんが免疫システムを逃れるために働くとされる「免疫チェックポイント分子」は、なぜか末期がんの状態にしか出現しないことがわかっているからです。
また確かに末期がんを縮小させる効果はあるにはあるようですが、全ての末期がんに使えるわけではなく、一部の種類のがんにしか使えないという限界もあります。

しかも「免疫チェックポイント阻害剤」を使用して大きさを縮小させることができる人の割合はだいたい1〜2割で、5年生存率はがん種にもよりますが、従来治療に比べてだいたい十数％改善させるくらいの効果しかありません。さらに忘れてはならない「副作用」の問題が深刻です。「免疫チェックポイント阻害剤」には、従来の抗がん剤では考えられなかった自己免疫疾患やサイトカインストームと呼ばれる免疫の暴走状態をもたらす副作用が起こることが知られています。「免疫チェックポイント阻害剤」の副作用の発現頻度は報告によって多少の差はあるものの、軽いものも含めると60〜80％程度、命に関わる重症なものに限ると10〜16％程度だと言われています。末期がんは小さくなったけど、免疫が暴走して生命の維持が難しくなったとあれば一体何をやっているのかわかりません。ここにも専門家による専門治療に任せれば任せるほど余計に問題がこじれていく構造があるように私には思えます。

一時は「夢の薬」とまで評されたこの新規抗がん剤でさえも、こじれの構造から逃れられない理由はやはり「がんは敵」という前提で薬が作られている点にあるからではないかと私は睨んでいます。どういう仕組みであろうと、どのような方法であろうと、「がんは敵」という概念の中にいる限り、治療として行っていることは突き詰めれば「がんを殺す」という行為です。しかしそもそも敵だと認識しているその「がん」が、もしも本当は自分を守ろうとしている「仲間」のような存在だったとしたら、あるいは自分自身そのものだったとしたら、どうでしょうか。その「がんを殺す」という行為は、どれだけ科学を進歩させようとも、自分で自分を苦しめる行為でしかなく、だからこそ新たな副作用が出現し、問題がこじれてしまうのではないかと私は思うのです。

◉糖質の過剰摂取はあらゆる病気の根底にある

「がん」を例にとって、「糖質制限食」が複数の問題を同時に解決する「事実」を見ていくことで、「糖質制限食」がいかに問題の根本部分にアプローチできる方法となりうるかについて説明してきました。しかし、これは裏を返せば、「糖質」の過剰摂取が、あらゆる病気の発症に関わっているということでもあります。

減量目的で緩やかな「糖質制限食」を実践するような場合とは違って、例えば糖尿病の場合「糖質制限食」で血糖値を完全にコントロールしていたり、末期がんの治療を「糖質制限食」で行い腫瘍が大きくならないようにコントロールしていたりする人もいます。

私は縁あって、厳格な「糖質制限食」の実践者の方々と交流する機会が比較的多くあります。それは私自身が「糖質制限食」推進派の医師であることも手伝ってのことだと思いますが、ともあれそうした人達との交流の中であくまでも個人的にですが、はっきりと感じられることがあります。それは「糖質制限食」の効果は非常に多岐に渡っているということです。一般的な医学の常識では考えられない、「まさかそんな病気まで糖質制限食でよくなるというのか」と驚くような事実を教えてもらうことがあります。そんな私が現時点で把握している「糖質制限食でよくなる病気」を列挙してみます。

- 肥満症
- 生活習慣病（高血圧症、脂質異常症、糖尿病、高尿酸血症）
- 慢性腎臓病（中等度未満。重症の場合は抑えきれないことも）

- アレルギー性疾患（花粉症、気管支喘息、アトピー性皮膚炎など）
- 機能性低血糖症（やせ型の人に多く、糖質摂取3－5時間後にインスリンが分泌され過ぎて低血糖になる）
- 潰瘍性大腸炎
- 逆流性食道炎
- メニエール症候群
- 多嚢胞性卵巣症候群
- うつ病
- 認知症
- 発達障害

単一の治療法がこれだけ多岐に渡る病気に対して、しかも劇的な改善効果をもたらすことはまずありません。「糖質制限食」が多岐に渡る病気に効果をもたらすという「事実」があるということは、「糖質制限食は特定の病気に対する特定の治療法である」と考えるよりも、「糖質制限食はあらゆる病気に共通する何かしらの根源的な部分に働きかけている」と考える方が妥当なのではないでしょうか。つまり一見全く別の病気のように見えるものであっても、根源的にはつながっている部分があるということです。そうでなければ、一つの治療法がこれだけ多くの病気に同時に効くという「事実」の理由を、うまく説明することができないように思います。

中でも、とりわけ注目に値するのは、いわゆる精神疾患にも「糖質制限食」が効くという「事実」です。食事療法で精神疾患を治療することができるというだけでも信じられないという人もいるかもしれません。しかし精神活動も脳神経系の構造や神経伝達物質によって支えられており、全てではないにしてもこれらの物質が栄養によって作られている構造がありますので、食事が精神状態に影響を与えること自体は合理的な話だと思います。

種々の病気の改善に糖質制限食が有効である、という構造を知ることによって、心と身体が密接につながっていることを理屈の上でも理解することができます。しかしながら、そんな糖質制限食の恩恵を受けるためには、医療に判断を委ねることなく、むしろ既存の常識を疑い、自分の頭で考えて実践していく姿勢が必要となってきます。つまり、病気というものを整えていくためには「患者」当人の主体性が極めて重要だということです。そのような主体性を持つことなく、現代医療に完全に任せて病気というものに対処していこうとすると、非常にまずいことになってきます。次の章では、医療に任せた状態が続くことによって心身に本質的にはどのような変化が起こるのかについて、そして現代医療の構造と問題点についても整理していきたいと思います。

コラム　人類の歴史の大半は糖質制限食だった

糖質制限食と聞くと、何か不自然な食事だと思う方も多いかもしれません。なにせお米を主食とする食生活は日本に古くから存在する文化そのものであり、最近でこそパンを主食にする人も増えてきてお米離れが嘆かれたりすることはあれど、基本的には多くの日本人が米を「主食」の中心にする食生活を当たり前のように送っていると思います。

一方糖質制限食は、お米であろうとパンであろうと、その「主食」自体を食べないことを勧める食事療法ですから、違和感をおぼえるのは当然ですし、長期的に行うと何か病気につながるのではないかと心配する人がいても不思議ではないと思います。ところで、私達が現代のようにお米やパンを中心とした食生活を送るようになったのはいつ頃からであったか、ご存知でしょうか。

実は今のようにお米を「主食」として食べるようになったのは、今から400年くらい前の江戸時代以降だと言われています。また1300年くらい前の奈良時代までさかのぼれば白米を食べていたのは一部の貴族だけで、それ以外の人々は黒米とよばれた精白度の低いウルチ米を食べ、アワやヒエに混ぜたりしていたそうです。

もっとさかのぼれば、お米やパンを生産するための穀物栽培（農耕）が始まったのは、約1万年前の縄文時代後期です。人類（ホモ・サピエンス）の起源は諸説ありますが、およそ約700万年前だというのが今のところの定説となっています。したがって、人類が誕生して約699万年の間は、「糖質を摂取したくても摂取できなかった時代」だということができます。

しかもその時代は今と違って医療も全く発達していませんので、病気になっても薬も点滴も使うことができません。つまり、人類は医療のない時代のほとんどを糖質制限食で過ごしてきた実績がある、という言い方もできます。勿論、糖質制限食で過ごしてきた私達の先祖の健康状態がどのようなものであったかは想像の域を出ません。しかし少なくとも、全く医療がない状況であったにも関わらず、子孫を残し現代の私達につながる命のバトンを脈々とつなぎ続けることができていたことだけは確かな「事実」です。

現代でさえ、途上国などでは医療があっても多くのこども達が命を落としていることを踏まえますと、医療も何もなく、また今ほど安定的に食糧を確保することもろくにできなかったであろう時代に、少なくとも生殖可能年齢までは生き延びて、命のバトンをつなぎ続けてきたという事実は、「糖質制限食」という食事療法が持つ健康保持への潜在可能性を感じさせる出来事ではないでしょうか。

ところで、この時代のご先祖様は医療なしではたして何歳くらいまで生きておられたのでしょうか。流石に700万年前のご先祖様の寿命はわかりませんが、2000

年くらい前のご先祖様の寿命ならなんとか推定できそうです。というのも紀元前221年～202年に記されたとされる中国最古の医学書で「黄帝内経（こうていだいけい）」という書物が残っているからです。黄帝内経とは、「黄帝」という神話伝説上の中国の開祖と、「岐伯（きはく）」という天文学、社会学、運命学などに長けた名学者とのやり取りが、後に文章化されたものだと言われています。その黄帝内経の中で二人のこんなやり取りがあります。

黄帝「最近の若者はどうしてこうも弱くなったのであろうか。昔の者は100歳までしっかり生きたのに最近は50歳くらいで病気になっているではないか」

岐伯「それは美酒、美食におぼれ、運動不足のうえに精を消耗しているからなのです。」

書物が印刷もできないこの時代にそれでも何とか後世に残そうとして書き残した著者の熱意を想像しますと、ここで語られたことがいたずらや空想のような話だとは考えにくいです。一方で考古学では化石の炭素含有量から寿命を推定できたりするそうで、その手法によれば昔の人達は短命だったというのが定説だと思います。しかしその手法で解析された骨が、事故や動物からの襲撃で不幸にも若くして亡くなった人の骨であり、当時の平均的な集団の寿命を表していない可能性は否定できないでしょう。医療のない時代であっても、しかも「糖質制限食」しか行いようのない環境であっても、１００歳まで生きていた人がいたという古文書の記録がもしも本当だとすれば、医療が発達してもなお平均寿命が80歳程度止まりの現代人の私達が参考にすべきところもあるのではないでしょうか。

第三章　過剰適応と消耗疲弊

◉ストレスによる身体のオーバーヒート（過剰適応）とシャットダウン（消耗疲弊）

前章では、糖質制限食でよくなる種々の「病気」の例を挙げましたが、「高血圧症」「糖尿病」「気管支喘息」「アトピー性皮膚炎」「うつ病」「認知症」そして「がん」、いずれも現代医療を提供する病院への終生通院が当然となっているような「病気」ばかりではないでしょうか。終生通院にならない「病気」と言えば、「感染症」「外傷」「栄養失調」など数えるくらいしかありません。それ以外はすべて終生通院になると言っても過言ではありません。

私は昔から、この現代医療の構造に違和感を抱き続けていました。医療が患者の「病気」を治すものであるのならば、患者は医療を受けることによって「病気」から卒業できていないとおかしい。しかし現代医療につながるほとんどの患者は卒業どころか、ずっと現代医療につなぎ止められ続けているとさえ思える状況です。一体なぜ、現代医療は妊娠・出産という重大なライフイベントに対し人類に大きな貢献をもたらす一方で、ほとんどの「病気」から患者を卒業させることができずにいるのでしょうか。

この疑問に対して、まずは現代医療では卒業させることのできない「病気」の多くを、糖質制限食を実践することで幅広く改善に導くことができているという「事実」に注目します。前章でも述べたように、糖質制限食で種々の「病気」が改善するということは、裏を返せば種々の「病気」は、「糖質摂取」の過剰によって引き起こされる側面があると考えるのが妥当です。そうでなければ一つの治療が、これだけ足並みをそろえて多くの病気に改善効果をもたらすという事実は説明しにくいと思います。

では「糖質摂取」をすると身体の中で何が起こるのか。血液中の糖の濃度を意味する血糖値が上昇します。糖はエネルギー源として全身の細胞で使われて、上がり過ぎた血糖値は健康であれば糖質摂取前の血糖値に戻ります。この「糖質摂取」の流れが過剰に繰り返されると、上がった血糖値がなかなか元に戻りづらくなり、いわゆる「糖尿病」という「病気」とされる状態になります。ここまでは、わかりやすい構造だと思います。

一方で、「糖尿病」は「高血圧」がセットで起こっていることも多いです。糖がエネルギー源であることを踏まえますと、「糖質摂取」の過剰によってもたらされるのは血糖値の上昇だけではなく、全身のシステムが過剰なエネルギーによって過剰に駆動されている状況をイメージすることもできます。例えば「高血圧」というのは糖のエネルギー過剰によって、血圧を上げるというシステムが過剰に駆動された状態だと解釈することができます。

そう考えると「脂質異常症」も「肥満症」も脂肪を蓄えるというシステムの過剰駆動状態だという側面が見えてきます。「生活習慣病」と総称される「病気」は、人体のエネルギー源である糖の過剰摂取によって、何かしらの人体システムがオーバーヒートした状態だとまとめることができるかもしれません。

もうひとつ、この「糖質摂取」と同じような流れをもたらす現象があります。それは「ストレス」です。前章では糖質制限食の有効性を説明する際に「酸化ストレス」という現象について取り上げましたが、ここでいう「ストレス」とは、「酸化ストレス」も含めて身体が受けうるあらゆる種類の「ストレス」の総称だとお考え下さい。

寒冷や痛み、騒音などで刺激される「物理的ストレス」、不安・恐怖、悩みなどで刺激される「精神的ストレス」、孤独、転居、人間関係トラブルなどの「社会的ストレス」など、様々な種類のストレスを含みますが、「ストレス」の共通点は、「思い通りにならない状態」がもたらされるという点です。何が原因であろうとも「ストレス」によって「思い通りにならない」という状況におかれると、人の身体には「ストレス反応」と呼ばれるストレス状況を克服させようと仕向ける反応が引き起こされます。その反応を起こすのに中心的な役割を担っているのが、自律神経系と内分泌系です。

自律神経系は「ストレス」を感知すると即座に対応できるという特徴をもつ仕組みで、大きくは身体を興奮方向に傾ける交感神経系とリラックス方向に傾ける副交感神経系の2

種類で成り立っています。また自律神経系は全身の臓器とつながるように張り巡らされていて、多くの場合は交感神経系と副交感神経系の二重支配という仕組みで各臓器の働きが調整されています。例えば心臓は交感神経系が働けば心拍数が上がり、拍動の力も強まって血圧が上昇する方向に傾きます。逆に副交感神経系が働くと心拍数は下がり、血圧は下がる方向に仕向けられます。あるいは消化管の場合は交感神経系が働けば消化管を動かす蠕動（ぜんどう）運動が抑制され、副交感神経が働けば逆に蠕動運動は促進されます。二重支配というのは一方の働きが高まった時にはもう一方の働きを弱めることで対応し、その逆も然りという仕組みを意味しています（実は近年、自律神経の仕組みは「二重支配」ではなく、「三位一体」であるとする「ポリヴェーガル理論」という新しい仮説もあり、これはこれで大変重要なのですが、詳しく説明すると複雑になってしまいます。今回の主張のポイントはストレスと交感神経の関係についてであり、従来仮説でも矛盾は生じないので、ここでは一般的な「二重支配」の従来仮説の方を採用します）。

人が「ストレス」を感じた時には、まず交感神経系が真っ先に働いて、その後興奮を元に戻すように副交感神経系が働くという流れがあります。交感神経系が働くことによってなぜ身体が興奮に傾くのかと言いますと、身体の持つ力を十二分に発揮させることで「ストレス」を感じる状況を克服しようとしているからだと考えられています。つまり困難を克服するために、血圧を上げて全身に血流をめぐらせ、筋肉の活動量を増して高いパフォーマンスを発揮しようとしているわけですし、「ストレス」環境下ではゆっくり食事をしている場合ではないので、消化吸収の効率を落として食欲を低下させていると見ることができます。言い換えればストレスのある環境に対応するために、自律神経系を通じて身体のシステムの使い方を一時的に改変している、とも言えます。

一方で、自律神経系の素早い働きに遅れること数時間で反応してくる、もう一つのストレス反応のシステムが内分泌系です。内分泌系というのは、身体の中にある特定の臓器が、ホルモンと呼ばれる、微量で効果を発揮する生理活性物質を血液中に分泌し、それが血流に乗って標的臓器へと移動し作用することによって動かされるシステム全体のことを指しています。「ストレス」がかかると、主として副腎という臓器が自律神経系の刺激を受けて活性化します。副腎が活性化すると、「ストレスホルモン」と総称される種々のホルモンが分泌され、これが「ストレス」を克服する方向へと身体のシステムをさらに改変し、ストレスのある環境により適応しやすい状態を作ります。「ストレスホルモン」の中でも、最も強力なストレス反応を誘導するとされているのが「コルチゾール」というホルモンです。この「コルチゾール」の特徴を理解するのに欠かせない2つの要素があります。一つは他のストレスホルモンとも共通する要素ですが、「血糖値を上昇させる」ということ、もう一つは「強力な抗炎症作用を有している」という「コルチゾール」独自の働きです。この2つの特徴を持つことによって、「コルチゾール」は身体が感じている「ストレス」環境を克服するのに大きなきっかけを与えることができます。

なぜならば血糖値を上げることは、即時的に利用できるエネルギー源を確保することにつながり、急場の困難をしのぎやすい状況が作られやすくなりますし、また持続する「ストレス」環境の多くに「炎症」が関わっており、これを収束させるのに「強力な抗炎症作用を有している」ことは都合がよいからです。実は「コルチゾール」以外にも「ストレスホルモン」と呼ばれるものとして、「アドレナリン」「ノルアドレナリン」「ドーパミン」「アルドステロン」など様々なものがありますが、その多くが「血糖値を上昇させる」作用を持っています。このことから「血糖値を上昇させる」という行為が、「ストレス」を克服させるためにいかに重要な位置を占めていることも推察されます。

ここまでの話で、「糖質摂取」と「ストレス」によって引き起こされる「血糖値上昇」という出来事は、困難を克服するために身体のシステムへ一時改変をもたらしているという共通点があることに気づかされます。そう考えると「糖質摂取」の過剰によってもたらされる「生活習慣病」とは、困難を克服するために必要なシステムが過剰に駆動され続けている状態だという視点がより明瞭になってこないでしょうか。

ここで「ストレス学」という学問の祖と呼ばれている、ハンス・セリエ（1907−1982）という生理学者が提唱した「ストレス学説」に注目してみます。

セリエ博士は、「ストレス」にさらされると、人体ではその「ストレス」の種類に関わらず、次に示すような一連の生理学的反応が引き起こされることを示し、これを「汎適応症候群」と名付けました。さらに「汎適応症候群」には3つの段階がある事を示しました。

各段階の名称は⑴警告反応期、⑵抵抗期、⑶疲憊《ひはい》期と名付けられています。

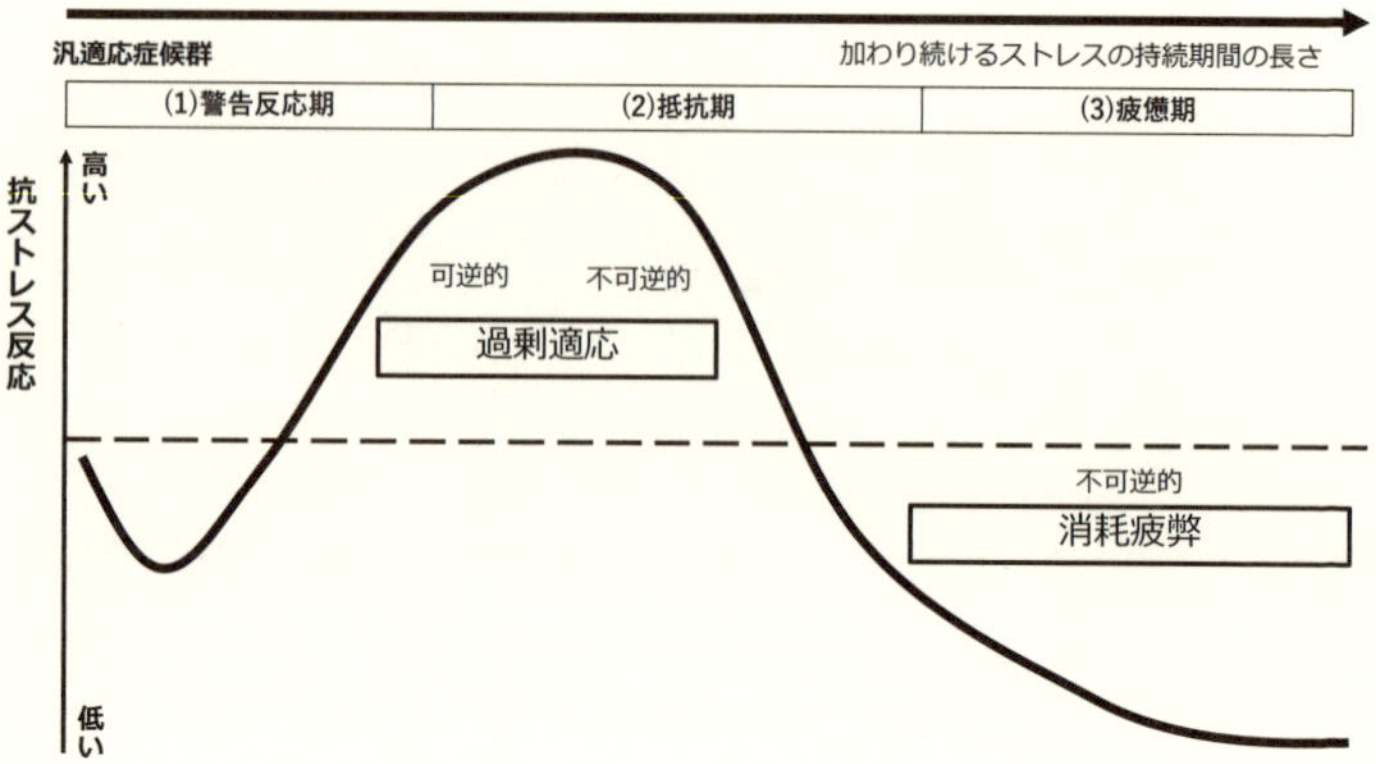

まず(1)警告反応期では、自律神経系の即時活動によって全身の防御力が動員され、次いで副腎から「ストレスホルモン」が分泌されはじめます。急なストレスにいわば身体が戸惑っている状況です。この時期の身体の反応は、これ以上無理させない方向のもので、具体的には疲労、脱力感、倦怠感、眠気といった症状が現れます。こうした症状があると、多くの人は「ストレス反応」を収束させやすい環境をつくるために「休む」という行動をとろうとします。従って、この時期は身体全体のシステムの活動性を弱める方向へ仕向けられていると言えるでしょう。

しかし何らかの原因で困難を感じる状況が解決せず、引き続き「ストレス反応」が刺激され続けると、次に(2)抵抗期に入ることになります。この時期は、「休む」という行動では「ストレス反応」を収束しきれないために、「ストレスホルモン」の合成システムを通常以上に活性化し、副腎からの「ストレスホルモン」の量を通常より多くすることで継続するストレス環境に何とかして適応しようとします。

つまり⑴警告反応期とは逆に、身体全体のシステムの活動性としては非常に高まっている状態と言えます。「休む」で解決しない問題に対して、身体にムチを打って無理に乗り越えようとしている状況と言ってもいいでしょう。システムの過剰駆動によって通常以上の「ストレス反応」が引き起こされる反面、長くなればなるほどシステムがオーバーヒートしその先のシャットダウンへとつながってしまうという危険な時期でもあります。

具体的には、頭痛や腰痛などの痛み、肩こり、めまい、手足のふるえなど、システムの活性化に伴う症状が現れうる時期です。自覚症状が感じられなかったとしても、血圧や血糖値が常時高い状態になることもあります。ここで何とか踏ん張ることで困難をもたらす状況が解決すればよいのですが、解決しないままシステムがオーバーヒートし続けて、システムを動かすエンジンに負担がかかり続けてしまうと、全身にあるシステムが少しずつ疲弊して、システム自体がシャットダウンしていくようになります。

その結果、最後に訪れるのが⑶疲憊（ひはい）期です。文字通り「ストレス反応」を起こすシステムが疲労困憊の状態で、「ストレスホルモン」の量が減少してしまいます。身体全体のシステムの活動性で言えば、⑴警告反応期と同様に低下している状態ですが、⑴警告反応期との違いは「休む」でも改善しないこと、すなわち不可逆的な機能低下に陥っているという点です。逆に言えば、⑴警告反応期の時期は可逆的な機能低下と言うこともできます。⑶疲憊期の具体的な症状は、筋力低下、関節拘縮、記憶力低下などで、これらは通常「老化」と呼ばれる現象に相当します。

以上が、ハンス・セリエ博士の提唱する「ストレス学説」の概要です。今、システムがオーバーヒートして通常以上の働きを示す状態のことを「**過剰適応**」、システムがシャットダウンして通常よりも働きが弱まってしまう状態のことを「**消耗疲弊**」と名付けます。ここで唐突ですが、「過剰適応」と「消耗疲弊」、この2つの概念を使って、すべての「病気」と呼ばれるものの表現方法を見直す作業をしてみたいと思います。

◉がんは過剰適応、心筋梗塞は消耗疲弊

例えば、第一章で取り上げた「がん」はどうでしょうか。「がん」も「糖質制限食」でよくなる「病気」であることはすでに説明した通りです。よくなるということは、少なくともがんは「可逆的」な段階にあるということです。ストレス学説のグラフで言えば、⑵抵抗期の中央よりも左の時期に位置しているとわかります。そして糖代謝システムが過剰に駆動されているというがん細胞の性質を踏まえると「過剰適応」の一種と言えます。すなわち「がん」は「可逆的な過剰適応」の段階にあると考えることができます。

一般的に「がん」は「早期発見、早期治療が大事で、放置すると進行して死に至る病気」だと認識されていることからすると、ずいぶん印象が違ってくる話ではないでしょうか。ただし「末期がん」と称されるような状態に限って言えば、ひょっとすると「可逆的な過剰適応」が「不可逆的な過剰適応」へと移行してしまっている可能性はありますし、「末期がん」にしばしば伴う「悪液質（カヘキシー）」と呼ばれる低栄養状態になっている人はグラフの⑵抵抗期の時期を超えて、一部の栄養吸収システムが破綻した⑶疲憊期の「不可逆

的な消耗疲弊」へと進展している状態にある、とも言えるかもしれない点には注意が必要です。

一方で「がん」という「病気」には、「放置すると増殖して死に至る病気」という固定観念が社会に広く浸透し定着しています。第一章で触れた「がんは敵」という考え方は、この固定観念と深く関係していると言ってもいいでしょう。その固定観念によってもたらされる不安・心配・恐怖・怒り・抑うつといった負の感情は、すべて「ストレス」としてその人に降りかかってきます。その結果、本来であれば「可逆的な過剰適応」であった「がん」が、固定観念があるが故に「不可逆的な過剰適応」や「不可逆的な消耗疲弊」へと進展していく、という構造があるとも考えることができます。したがって「がんは敵」という固定観念を疑うことには、大きな意味があると私は思っています。

第二章で「糖質制限食はがん治療のスタートラインだ」という話をしました。ここで私は一人の友人の話を思い出します。理論上は「糖質制限食」によって縮小できるはずの「がん」に対して、徹底的に「糖質制限食」に取り組んだ一人の会社員の男性がいました。

彼はいわゆる「末期の肺がん」状態でしたが、幸い身体は元気だったので「糖質制限食」の有効性も自分で勉強して納得した上で実践していました。

私は彼から時々体調の相談を受けていましたが、見た目は健康ではっきり言って末期の肺がんだとは到底思えないくらい元気そうでした。相談を受けはじめて2年ほど経過しても、元気な状態は続いており、ひょっとしたら本当に「糖質制限食」で「末期がん」を克服できるのかもしれない、と彼の努力に心から期待を寄せていました。しかし2年を過ぎたある時、左手の様子がおかしいと相談を受け、精密検査を受けた結果、肺がんが脳に転移していることが判明しました。脳のMRIでは巨大な転移巣が確認されており、私は残念ながら「糖質制限食」では「末期がん」が防ぎ切れていないと感じました。

しかし一方で、MRIでの転移巣の大きさ及び周りの浮腫からすると、強い頭痛があったり意識を失ったりしていても不思議ではないレベルでした。そんな大きさの転移性脳腫瘍を抱えながら彼が私に冷静に相談できている時点で医師として信じられないという思いも正直ありました。結果的に相談を受けてから1ヵ月後、彼は救急搬送された病院で、残念ながら治療の甲斐なくお亡くなりになったとの報告を、後に彼の奥さんから受けました。心中はいかばかりであったかとお察ししますが、私にとっては貴重な「事実」を教えてもらえた忘れられない出来事でした。

この友人のケースを振り返ると、「糖質制限食」の実践が身体のシステムの「過剰適応」に対していくらか抑制的な効果をもたらしていたことには違いはないけれど、残念ながらその効果は「末期がん」を縮小させるまでには至らなかったのかもしれません。ただ、あくまでも仮説にはなってしまいますが、もしかしたら彼の中には「がんは敵」という固定観念があって、ずっとずっとがんをやっつけようと頑張って闘い続けてきたのかもしれないと思える節もあるのです。「闘病」という考え方が大きな「ストレス」を生み出し、その「ストレス」が自身の「過剰適応」を「可逆的」たらしめなかったのかもしれないと。もともと頑張り続けてきた証でもある「がん」ですが、無意識の価値観が生み出す「ストレス」が、さらに頑張せようと鼓舞する刺激を「がん」に加え続けてしまっていたのかもしれないと。もちろん、本当のところは当人にしかわかりませんが、そんな可能性もあったのではないかと私は思うのです。いずれにしても彼の訃報は、私の中で自分の持っている考えが揺さぶられる極めて大きな出来事でした。「糖質制限食」だけでは完全ではないことを思い知らされるとともに、「がん」と「ストレス」の関連について考える大きなきっかけとなりました。

もう一つ、「末期がん」と「ストレス」との関連について考える際に取り上げたい興味深い話があります。それは「がんサバイバー」と呼ばれる人達の体験談です。広義の「がんサバイバー」は、早期に「がん」を発見し、手術などの治療で「がん」を取りのぞき、あるいは死滅させ、その後再発することなく長く生活できている人のことを指すと思います。ここでは手術、抗がん剤、放射線治療といった標準治療では治せないとされている「末期がん」の状態から、標準治療を用いずに跡形もなくがんが消滅するという劇的な経験をした狭義の「がんサバイバー」の人達の存在について考えてみます。

以前、末期がんからの「がんサバイバー」として有名な寺山《てらやま》心一翁《しんいちろう》さんという方の講演を聞く機会がありました。寺山さんは１９３６年生まれで、１９８４年48歳の時に右腎臓がんが発覚し、右肺などに転移している「末期がん」の状態にあったそうです。しかし、それまでの生き方や考え方を大きく変えて、がんを自然治癒に導かれ、長く元気な状態で過ごされていました。２０２３年に体調を崩され、87歳で永眠されたとの訃報が流れましたが、晩年まで精力的に講演活動に取り組まれていたと聞いています。そんな寺山さんのように末期がんの状態から劇的な回復を遂げる現象の事を、アメリカの腫瘍内科学の研究者、ケリー・ターナー博士は「劇的寛解（radical remission）」と名付けています。

ケリー博士によれば、これまでに1000件以上、「劇的寛解」を示した症例報告が、医学雑誌にはひそかに掲載されていたというのです。ところがこうした症例を多くの医師はどういうわけか軽んじて、なぜそういう現象が起きたのかについて後から検証されることはなく、ただ黙殺され続けてきました。なぜならば、「がんは自然には治らないのが常識」であって、「治るとすればそれはそもそもがんではなかったのだ」と考える医師がほとんどであったからです。

しかしケリー博士や寺山さんの話を聞いていると、「がんは治らない」という「常識」そのものを疑わずにはいられません。ケリー氏は、たとえ少数例であっても「劇的寛解」の症例を黙殺する事なく真摯に向き合うべきだと主張しています。私もその通りだと思います。寺山さんはがんの「劇的寛解」を示したその貴重な患者の一人だと思います。

なぜ寺山さんは「劇的寛解」を起こす事ができたのか、その秘訣は何なのか、秘訣があるとしたらそれは別の患者にも応用できるのか、私は、彼の講演から少しでも考えるヒントを得たいと思い、話を注意深く聞きました。講演の中で、寺山さんは様々なポイントを述べられました。それまでの忙しい生活を見直し、暮らしにゆとりを取り戻す事を意識して、断食を行ったり、マクロビオティック食を見直したり、身体を温めたり、指圧や坐禅を行ったりしたこと。また寺山さんは音楽との出会いについても語り、講演でもチェロを弾かれる印象的な時間がありました。

しかしそうした数々のテクニックもさる事ながら、私が最も重要なポイントだと感じたのは、寺山さんが講演の間、終始一貫してニコニコされていた、という事でした。大勢の人の前でここまでニコニコできるのかというくらい柔和な雰囲気を醸し出していました。そしてもっと大事な気づきとして、彼が行ったことの中に「糖質制限食」は一切関わっていなかったということがありました。もしもがんが目の前から消えてなくなれば、当然ニコニコな気分にもなるだろうと思われてしまうかもしれません。しかし、がんが無くなったからニコニコしていたのではなく、ニコニコしていたからがんが無くなったのだとしたらどうでしょうか。そもそも「がん」という病気が、「ストレス」によって駆動される「過剰適応」の性質をもつということを思い返すと、彼はがんができるに至ったそれまでの自分の人生を振り返り、これと戦うのではなく、むしろ全てを受け入れて「感謝」するように心の在り方を変えたからこそがんを小さくすることができたのではないか、という風に思えてなりません。

そして心の在り方の変化が、「糖質制限食」をしていなくても「末期がん」を縮小させるほどの力をもたらしうるのだとすれば、「がん」という病気をどのように捉えるかという心の在り方が極めて重要な要素であることに気づかされます。寺山さんは著書『がんが消えた——ある自然治癒の記録』（日本教文社、２００６）の中で、ご自身の「末期がん」経験について詳しく語られていますので、興味のある方は是非一読されることをおすすめします。

実は寺山さん以外にも末期がんからの「がんサバイバー」は少なからずいて、その経験を著書に著しておられる方も珍しくありません。それらの本をいろいろ読んでみる限り、「がんへの感謝」という心の在り方が、共通しているように私には感じられました。

ところが、こうした「劇的寛解」の症例の価値を、一般的な医師は過小評価しがちです。なぜならば西洋医学ベースのＥＢＭ（科学的根拠に基づく医療）の発想の中には、「症例報告のエビデンスレベルは低い。大集団で同様の傾向が示せてこそ価値があると言える」という価値観が強固にあるからです。ところが「がんは敵であり、早期発見して手術・抗がん剤・放射線で早期治療すべき」という価値観が常識だと、「劇的寛解」を示した方々のように「がんに感謝する」という行為をそもそも行いにくいという環境があります。従って、「がんに感謝する」で治癒したケースは「がんは早期治療すべき」という価値観が多数派を占める世の中では、いつまで経っても少数派とならざるを得ず、いわゆる大集団での検証を必要とする強固なエビデンスは永久に出せません。そうすると、本当に心の在り方を変えることに劇的な回復をもたらす価値があったとしても、常識的価値観自体が見直されない限りはＥＢＭの世界ではいつまでもその価値が過小評価され続けることになってしまいます。

がん患者さんの中には、「なぜ自分ががんにならなければならないのか」という思いに駆られる方もおそらく少なくないだろうと思います。喫煙や糖尿病など社会的に認知された「がん」のリスクを抱えている人であればまだしも、そういうリスクが全くないにも関わらずある日突然「がん」があると発覚して、打ちひしがれたり、何を恨んだらいいのかわからず混乱してしまったりする人もいらっしゃるかもしれません。何かに、誰かにすがりたくなる気持ちだって生じてきてしかるべきでしょう。

しかしそれらはすべて「がんは敵」「がんは治らない病気」という常識的価値観から生まれてくる負の感情だとも言えると私は思います。先ほど述べた私の友人との死別経験、及び末期がんからの「がんサバイバー」の皆さんの劇的寛解経験は、「がんは自分自身」「がんは大切なことを自分に教えてくれている」という視点を心の底からもつことの大切さを教えてくれているように感じます。「糖質制限食」を試みることのみならず、心が落ち着いて穏やかでい続けられることは「過剰適応」状態を落ち着かせるために重要なことなのだということを、私に教えてくれているような気がしてならないのです。


ここまでは「がん」という病気を通じて、「過剰適応」から「消耗疲弊」への連続性の構造を見てきましたが、「病気」によってはこの「過剰適応」が急激に「消耗疲弊」へと移行してしまうパターンもあることを示したいと思います。その象徴的な例が「心筋梗塞」という「病気」です。

「心筋梗塞」というのは心臓自体を栄養する血管が突然詰まり、強烈な胸痛とともに詰まった先の心臓へ栄養がいかなくなり、全身へ血液を送る心臓の機能が低下してしまうという、まさに命に関わる「病気」です。心臓は一度死んだら再生しない細胞から構成されていて、心臓の血管が詰まって長時間経ってしまうと「壊死」という細胞が死滅する現象、すなわち「不可逆的」な変化が起こります。したがって「心筋梗塞」は基本的に「不可逆的な消耗疲弊」の状態だとみなすことができます。

一方で「心筋梗塞」が起こりやすくなる条件として、「高血圧症」「糖尿病」「肥満症」など、いわゆる「生活習慣病」の先行があることもよく知られています。「生活習慣病」は先述の通り、総じて「可逆的な過剰適応」の状態にあると考えることができます。「生活習慣病」の患者に「心筋梗塞」が起こるということは、「可逆的な過剰適応」から「不可逆的な消耗疲弊」へとごく短時間でも移行しうることを意味しているのではないかと思います。つまり「がん」のように心の在り方をゆっくり整えることによって「可逆的」な要素をゆっくりと整えていくことができる時間的余裕のある「病気」もあれば、そんな調整をする余裕もなく、ある瞬間にいきなり「可逆的」な段階から「不可逆的」な段階へと移行してしまう「病気」もあるというわけです。したがって「心筋梗塞」になってしまった人が、

「がん」と同じように心の在り方を変えるアプローチを直ちに行うわけにはいきません。こういう時には、現代医療の中の「救急医療」の出番となります。すなわち即座に病院へ救急搬送して、カテーテルと呼ばれる細い管を血管に通し、心臓の血管に詰まったものを除去する血管内治療を受けるのが、その状態に対して最善の治療になるであろうという意見に対しておそらく異論は出ないだろうと思います。

ただ、その「心筋梗塞」という「不可逆的な消耗疲弊」が起こった背景には、「生活習慣病」という形で積み重なった「可逆的な過剰適応」の蓄積があることを踏まえれば、その場は一旦カテーテル治療で乗り切ったとしても、その後再発を防ぐために行うべき治療として「がん」と同様のアプローチを考える必要があります。なぜならば「生活習慣病」が背景にあること自体、それまでに何らかの「ストレス」がかかり続け、ストレス対抗システムが過剰に駆動され続けている状況があったことを意味しているからです。その「ストレス」は物理的ストレスかもしれないし、精神的ストレスかもしれないし、あるいは社会的なストレスかもしれません。いずれにしても「生活習慣病」があるとわかった時に、「がん」と同様に「身体のストレス対抗システムが過剰に働き続けている状態（過剰適応）」だという身体からのメッセージであると受け止めることができれば、少なくとも医師の言う通りに薬を飲むだけが治療ではないことに気づくことができるのではないでしょうか。

しかし残念ながら現代医療の中で、「生活習慣病」に対して「精神的ストレス」の関与が深く考慮されることはまずありません。言い換えれば、「生活習慣病」を治療するために、心の在り方に注目して、生き方を見直そうと医師から提案されることはほとんどないと言っていいでしょう。なぜならば通常は「生活習慣病」を指摘されると、まず食事、運動を見直すというのが一種のテンプレートになっているからです。しかもその食事の見直しは、多くの場合、既存の医学常識に基づく「カロリー制限食」であって、常識外れな「糖質制限食」が勧められることはまずありません。

「カロリー制限食」とは、端的に言えば「糖質は控えずに脂質を控える食事療法」ですから、実は「糖質制限食」とは真逆とも言っていい内容です。ここにも「常識」の壁が存在し、「カロリー制限食」による指導では、「糖質摂取」による「過剰適応」の要素は相変わらず加わり続けることになってしまいます。結果、医師の言う通りに食事を見直しても「ストレス反応」は、あるいは「糖代謝の過剰駆動状態」は、うまく是正されないという皮肉な現象がもたらされてしまいます。おそらく実際にそのような内容を、医師や医師の指示を受けた栄養士から指導されて、指導内容を実践してみても、思うように血圧や脂質、血糖の数値を改善させることができずにいる人はごまんといるのではないでしょうか。

また「運動」を頑張れば解決できるのかと問われれば、そちらにも皮肉な構造がありません。というのも、食事中の「糖質」という根本的問題が解決されないまま運動療法を行っても、大抵の場合うまくいきません。なぜならば運動によって空腹感が増加し、さらなる食事の乱れにつながりやすくなりますし、むしろ運動自体も「ストレス」につながるおそれさえあるからです。勿論、運動によって心地よさを感じ「ストレス反応」の軽減につながる可能性もあるにはありますが、現実には私が医療現場で見る限り、食事に問題を抱えたまま運動療法を頑張っているけれど、「生活習慣病」が一向に改善しないという患者さんは後を絶ちません。それは患者さん達の努力が足りないというわけでは決してなくて、「適切な食事療法なくして運動療法を成功させることはできない」ことを物語っているように私には思えます。

常識的価値観に基づいた食事療法でも運動療法でもうまくいかないということになると、その次に満を持して現代医療の中で勧められるのが薬物療法です。「高血圧症」には降圧剤、「糖尿病」には血糖降下薬、「脂質異常症」には脂質降下薬、といった形で「病気」の種類と程度に応じて対応する薬が追加されていきます。ところがそれは「過剰適応」を引き起こす「糖質」と「ストレス」という根本的な問題を放置したまま行われる対症療法にすぎません。表面上はデータが整ったとしても根本的な問題が放置され続けているので、結果として、その薬物療法はいつまでも継続され、必然的に終生通院へとつながってしまうことになります。

そのように現代医療の中でしばしば観察されている薬物療法の終生継続という実情を、「生活習慣病」が「可逆的な過剰適応」であるという見方で捉え直すと、どのような世界が見えてくるでしょうか。本章の最後に、この視点を踏まえて現代医療の構造的な問題点について考えてみたいと思います。

◉この二つの観点から病気を見ると？

アメリカのジョンズ・ホプキンス大学医学部・神経科学者、デイビッド・J・リンデン氏は著書『つぎはぎだらけの脳と心』（インターシフト）という本の中で、脳の進化を進めていく上で設定されている2つのルールを紹介されていました。

① 古い部品や機能は絶対に取り外さないこと

② 新しい部品や機能を付け加える際、その部品や機能は常に「オン」の状態を保ち、「オフ」スイッチはつけないこと

ヒトの脳が発展してきた経緯を科学的に振り返ると、どうやら①②のルールを守りながら進化してきたことが導かれるようです。このルールを踏まえつつ、さらに〝世の中にあるすべての「病気」が「過剰適応」か「消耗疲弊」の2パターンの組み合わせに分かれる〟という私の仮説を加えますと、必ず「過剰適応」から「消耗疲弊」への流れになることもうなずけます。なにせ脳は基本的にシステムの建て増しによって進化し、その機能を複雑にしてきており、初期設定にブレーキがつけられていたわけではないからです。したがって、システムの持続駆動が脳の基本仕様だと言えます。また今まで見てきたようにすべての病気に「ストレス」が関与し、脳による世界の認識はそのストレスを生み出すことに深く関わっています。そうなれば病気とは、脳の機能を使い続けてオーバーヒートした状態か、使いすぎてシャットダウンした状態のどちらかしかないということになるはずです。そう考えると病気の構造は非常にシンプルです。

一方で脳の機能がシャットダウン（消耗疲弊）すると聞いて思い浮かぶ「病気」の筆頭に「認知症」があります。実は「がん」と「認知症」は共存しにくいという仮説があります。そのパラドックスの理由は未だに解明されていませんが、実際にがんと認知症が合併するケースの頻度は少ないので、私の現場感覚と一致する仮説です。その理由も「がん」は「過剰適応」がメインの病態で、「認知症」は「不可逆的な消耗疲弊」がメインの病態で、両者には連続性があると考えれば説明可能です。なぜならば、セリエのストレス学説を踏まえれば、「過剰適応」と「不可逆的な消耗疲弊」との共存は、「過剰適応期」と「疲憊期」の間のごく限られた段階でしか起こりえないからです。

あるいは「肥満」と病的な「やせ」の問題もそうだと言えます。「肥満」は消化吸収システムに対する「過剰適応」、病的な「やせ」は消化吸収システムに対する「消耗疲弊」です。「肥満」と「やせ」が共存しにくいのは当たり前だと思うかもしれませんが、実は「がん」と「認知症」が共存しにくい理由と共通構造があると考えることもできます。というのも、もともと肥満があった「がん」患者が、がんの進行に伴って病的な「やせ」状態（悪液質）になるという連続性も時に観察されます。そう考えると、「がん」と「認知症」が共存しにくいという現象は、「肥満」と病的「やせ」の共存が、「肥満」から病的な「やせ」へと移行するごくわずかの時期にしか起こり得ないという話と共通の構造があると理解することができるかもしれません。

それ以外の「病気」についても「過剰適応」「消耗疲弊」の視点で考えてみるとどうでしょうか。例えば、関節リウマチなどの自己免疫疾患は「過剰適応」が主体、パーキンソン病などの神経変性疾患は「不可逆的な消耗疲弊」が主体、自閉症スペクトラム症候群などの発達障害は「可逆的な過剰適応」が主体、うつ病は「消耗疲弊」が主体だけど可逆的な要素が多そうです。双極性障害（躁うつ病）はおそらく「可逆的な過剰適応」と「可逆的な消耗疲弊」の混在状態で、「感染症」は症状の進行具合によって変わるものの、「可逆的な過剰適応」から「不可逆的な消耗疲弊」まで様々なバリエーションがあると言えそうです。

話は少し逸れますが、東洋医学では「過剰」でも「不足」でもない健康的状態のことを「中庸《ちゅうよう》」と呼びます。この「中庸」という概念の大事さは東洋医学以外でも語られています。例えば、仏教の浄土真宗という宗派では「少欲知足」という言葉で「多すぎても、少なすぎてもダメ」といった思考が重要だと説かれています。多領域で重要視されているこのような考え方は、そのまま「過剰適応」や「消耗疲弊」に至らないためのストレスマネジメントの基本として活用できるのではないかと私は思っています。

さて、すべての「病気」を「過剰適応」と「消耗疲弊」の2つの組み合わせで捉えることができる、というイメージについてみてもらったところで、現代医療でよく行われる薬物療法の問題点について改めて考え直してみます。先述のように現代医療における薬物療法というのは、くどいようですが根本的な原因に対処することなく、とにかく西洋医学的な基準から外れることを意味する異常に対して名付けられた「病気」に対して、その異常を是正する方向に働きかける薬を、「病気」の数に応じて追加していくという対症療法的なアプローチです。

もしもそれぞれの「病気」が「過剰適応」がメインなのだとしたら、薬物療法というのは身体が何とかして困難な状況に適応しようとしているのに対して、まるでその適応を邪魔するかのように強引に適応活動を抑制する行為だとみることもできます。そして困難の克服を薬によって強引に抑制され続ければ、身体に次に何が起こるのかと言いますと、抑制を乗り越えるためのさらに強い「過剰適応」を起こすか、もしくは抑制され続けた末に疲れ込んで「不可逆的な消耗疲弊」になってしまうかのどちらかだと思うのです。

例えば「高血圧」という「過剰適応」に対して、降圧薬で血圧を下げるという介入を行うと、次第に血圧が下がらなくなって降圧剤を追加しなければならない状況に臨床現場でしばしば遭遇しますが、これがさらなる強い「過剰適応」の具体例です。そして80歳、90歳を超えるような高齢者を中心にそれまで長年飲み続けていた降圧薬が、効き過ぎて血圧が下がり過ぎてしまい、中止せざるを得なくなる場面にも時々遭遇します。これが「不可逆的な消耗疲弊」の具体例で、言ってみれば血圧を上げて困難を克服しようとする身体のシステムの動きが長年の酷使によってついに損なわれてしまったような状況に相当します。

薬物療法の継続で、とりあえず見かけの体裁は整うかもしれませんが、実際に身体の中で起こっているのは「過剰適応」をさらなる「過剰適応」へと導き、その果てに「不可逆的な消耗疲弊」へと導かれてしまうことです。それは、本質的に「治療」と呼ぶには程遠い行為であり、薬物療法を受ける患者のほとんどが終生通院へつながるのは当たり前の話ではないでしょうか。そもそも私達はそんなことを期待して薬物療法を行なっているわけではないはずです。良かれと思って行い続けていることが結果的に患者が自力で立ち直るのを遠ざけているのであれば、それは医療者にとっても本意ではないはずです。このねじれ構造に気づいて、薬物療法よりも「過剰適応」「消耗疲弊」を引き起こす「糖質」や「ストレス」を整えることを優先してもらう必要があると私は思います。

ただ「高血圧症」の中には「二次性高血圧」と呼ばれる原因がはっきりしている「高血圧症」もあります。「二次性高血圧症」というのは、たとえば腎臓に腫瘍や血管狭窄があって血圧を上げるホルモンが過剰に産生されたり（例：腎実質性高血圧症、腎血管性高血圧症）、副腎というストレスに対抗するホルモンを産生する臓器に腫瘍ができたり（例：クッシング病、原発性アルドステロン症、褐色細胞腫など）するような病気のことを指します。「二次性高血圧症」に対して、原因のはっきりしない高血圧症のことを「一次性高血圧症（本態性高血圧症）」といい、一般的に「高血圧症」という時には、ほとんどがこの「一次性高血圧症」のことを指しています。「高血圧症」全体の中で9割が「一次性高血圧症」、1割が「二次性高血圧症」だと言われています。「一次性高血圧症」であれば「過剰適応」や「消耗疲弊」の組み合わせで説明できるかもしれないけれど、1割の「二次性高血圧症」はそうではないとして、悠長に「糖質制限食」や「ストレスマネジメント」などで対処するのではなく、手術や血管内治療で直ちに原因を取り除くべきだという考えもあるかもしれません。それは一理ある考えだと思います。

ただ実は私は、この「一次性高血圧症」と「二次性高血圧症」にも連続性があるのではないかと考えています。というのも、「がん」も「過剰適応」の表現型の一つであることを思い出して下さい。「二次性高血圧症」の原因と言われている「腫瘍」も、元を正せば「過剰適応」の表現型の一つと見ることができます。また第一章で見たように「がん」の成長には糖質摂取に伴うインスリンが関わっていました。インスリンというホルモンには細胞増殖作用があるので、何度も繰り返されることで最初は小さくて見えない細胞が次第に大きくなって腫瘍化してはじめて目に見えるようになり、次第に秩序を失ってがん化していくという進展を想定することができます。つまり「一次性高血圧症」も「二次性高血圧症」も根本的には同じようにインスリンを分泌させられるような「糖質」や「ストレス」の刺激が繰り返されて起こる「過剰適応」の表現型の一つであり、違いはその「過剰適応」の結果起こる腫瘍化や血管狭窄という現象が外から見えるかどうかだけであって、本質的には同じ現象が起こっているのではないかという風に私は捉えています。

このように考えていくと、「過剰適応」や「消耗疲弊」の状態を根本的に是正しようとすると、少なくとも現代医療における西洋医学的な薬物療法では根本的には解決できないことがわかってくると思います。では「過剰適応」や「消耗疲弊」に対してはどのように対処していくべきでしょうか。次章では、この点について私の考えを具体的にお示ししていこうと思います。

第四章　意識的に休む必要性

◉手遅れになる前に休むことが大切

「疲れたら休む」

これは全ての動物に備わっている基本原則であるように思います。どんな動物であっても、天敵に追われるなどの場面で一時的には無理することがあったとしても、基本的にはこの原則に沿って生きていると思います。ところがあらゆる動物の中でこの原則に逆らって、「疲れてもなお頑張り続ける」という動物がいます。それは「ヒト（人間）」です。
「いや、人間だって疲れたら休むではないか」と思われるかもしれません。確かに原則としてはその通りです。しかし人間社会の中では、この原則から外れる出来事がたくさん観察されていると思います。例えば、サラリーマンが身体は疲れ切っているけれど、会社からのプレッシャーや人員不足から来る現場の忙しさで「疲れているけど休めない」という場面です。こどもを一人で育てているシングルマザーにも同様に「疲れても休めない」という状況はありそうです。受験勉強に勤しむ学生はどうでしょうか。夫の親の介護を一手に任されている妻は？　これらは一例に過ぎませんが、人間同士が織りなす社会の中にあっては、動物の世界であればあり得ないような「休みたいけれど休めない」という状況が無数に起こっているように私には感じられます。

一方で、「疲れ」という概念をもう少し広げて捉えてみましょう。「疲れ」と言いますと、身体のだるさのことをイメージする人が多いのではないかと思います。また身体と心がつながっているという観点に立つと、心の「疲れ」も考える必要があります。考えがうまくまとまらない、何となくぼ～っとする、集中力が欠けてしまうなどの状態も広い意味で「疲れ」と認識することができます。さらに言えば、「疲れ」を「身体・精神のシステムが頑張り過ぎて一時的に機能低下している状態」と捉えれば、この状態は人間を構成する細胞や臓器にも当てはめることができます。例えば、「消化管」の「疲れ」というのは、「消化管が頑張り過ぎて一時的に機能が低下している状態」です。

「消化管が頑張り過ぎている」のはどんな状態かと言いますと、「食べ過ぎ」の状態のことです。ここで言う「食べ過ぎ」とは「食べる量が多すぎること」と「食べる回数が多すぎること」の両方の意味を含んでいます。「食べ過ぎ」と聞いて多くの人が真っ先に思い浮かべるであろう状況は前者だと思いますが、後者も「食べ過ぎ」の一種であることにご注意下さい。つまりたとえ1回に食べる量が少なくても、1日に何度も食べてしまっていると、「消化管が頑張り過ぎている状態」を作ることになるという点に注意が必要です。

この状況は特にやせている人に起こりがちで、「これ以上体重を減らしたくない」という気持ちから間食を繰り返すことで「食べ過ぎ」の状況を作ることになります。やせている人からすれば適正な体重に戻そうとして何度も食べているわけですから、まさかその状況のことを「食べ過ぎ」だとは通常思わないのではないでしょうか。むしろ「食べる量が足りない」「もっと食べないと体重が減ってしまう」とさえ捉えられてしまう現象だと思いますが、そんな気持ちとは裏腹に、消化管にとっては「頑張り過ぎている状態」となってしまっているということです。

さらにまた「消化管が頑張り過ぎる」と何が起こるかと言いますと、消化管が吸収すべきものを吸収できなくなれば「下痢」になりますし、消化管自体が疲れて動きが悪くなれば「便秘」にもなると思います。そういう意味で「下痢」も「便秘」も「消化管」の「疲れ」だと見ることもできますが、「下痢」や「便秘」を「疲れ」だと解釈する人はおそらくあまりいないように思います。

同じことを「肝臓」に当てはめたらどうか、「眼」に当てはめたらどうか、「体温」に当てはめたらどうか……。そんな風に考えていくと、人間の身に起こるあらゆる「症状」と呼ばれる現象、あるいは「検査異常」と認識される現象も含めて、**広い意味での「疲れ」として総括**することができるのではないでしょうか。

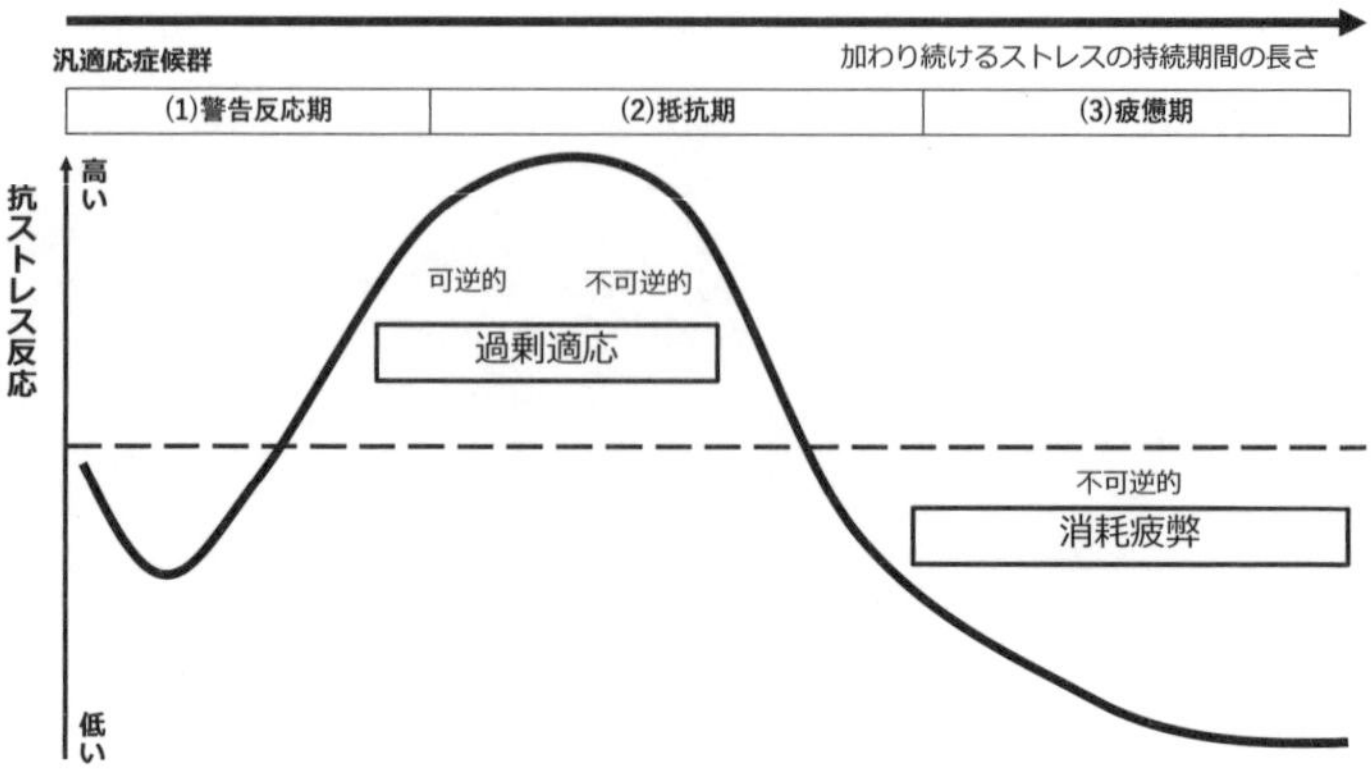

ここで一つ、前章におけるセリエのストレス学説を思い出してください。この学説は人間にさまざまな種類のストレスが慢性的にかかり続けた場合の大きな流れを示しているものでした。人間がストレスを感じた時に最初に起こるのは(1)警告反応であるわけですが、これはいわゆる「休んだら治る」段階の「疲れ」です。図を見ますと、警告反応期の身体反応は基準より低下していることがわかります。これは身体のシステムが、システムに不調が現れたらまずは「疲れをとるために休ませる方向」へと身体を誘導していることを意味していると思います。それは人間を含むすべての動物が基本的に従っている仕組みだとも言えると思います。

ところが前述のように人間社会独特の状況の影響で、人間だけがこの状況に逆らって「疲れているのに頑張り続ける」ことができてしまいます。頑張り続けてしまうと、人間の身体のシステムは第一段階とは逆に基準以上に機能を高めることでそのストレスを克服しようとします。これがストレス学説の中の(2)抵抗期と呼ばれる段階です。休みたくても休むことのできない何らかの困難な状況を克服するために、基準以上の力を発揮することで何とかその困難を打開する力を生み出している、とも言えます。感覚的に言えば、非常に困難な事態をなんとか気合いで乗り越えている状況です。しかしその後には、反動でどっと疲れが襲ってくるという経験をされたことのある方もいらっしゃるのではないでしょうか。

その第二段階まで進んだ状態からの疲れが回復するまでには、多くの場合、長い時間がかかりますが、それでもまだ何とか「休めば治る」という段階にあるとも言えます（図の(2)抵抗期の頂点より左側の段階です）。しかしそれ以上に無理がたたれば、次第に身体はシステムとしての全体のパフォーマンスを低下させながら「休んでも治らない」状態へと移行していきます（(2)抵抗期の頂点よりも右側の段階です）。そうして普段の状態よりもシステムの機能が低下していくと、(3)疲憊期と呼ばれる段階に入ります。例えば、脳卒中後や重度の感染症後などに起こる「後遺症」と呼ばれる状態はこの段階の具体例の一つとして理解することができます。もっと言えば、「老化現象」と総称される老年期の一連の身体の不調、老眼、頻尿、足腰の筋力低下、記憶力低下、運動時の息切れなども全てこの「休んでも治らない」という「疲憊期」の状態のひとつとして理解することができます。

この流れを見てお分かり頂けたかもしれませんが、すべての「症状」は広い意味での「疲れ」という視点でも理解することができると思います。それと同時に、「症状」を出現させているもの、そして「症状」を不可逆化・難治化しているものは、「疲れたら休む」という動物の基本原則から離れさせる人間社会の構造にあると理解することもできるのです。

◉ストレスマネジメントの重要性

つまり、すべての「症状」を可逆的に改善させていくためには「いかに休むか」が非常に重要になってきます。逆に言えば、「疲れても休めない」という人間社会の構造は、人間ならではの「症状」を無限に生み出してかつ難治化させる土台となってしまっています。

人間以外の動物社会の行動原理を参考にすれば、すべての「症状」を難治化させないためには、「疲れたら休む」がいつでも実現できる社会を目指すというアイデアがまず思い浮かびます。でも、文明が成熟しており、すでにさまざまなルールが張り巡らされている人間社会の中で生きる者として、その恩恵を手放してまるで人間以外の動物と同じように何も考えずに生きるという選択肢はあまり現実的ではないように思えます。何か他に良い方法はないでしょうか。

ここで一つ「知らないうちに私たちを疲れさせているもの」について考えを巡らせておく必要があります。いくら人間社会に「疲れていても休めない」という構造があると言っても、機能が不可逆的になるまで疲れていることに気づかずに進行してしまう、なんてことがあり得るのでしょうか。そこまで疲れが進行すれば、どれだけ鈍感な人であっても自分が疲れていることにさすがに気づきそうなものです。しかし実際には先ほど例で挙げたような「下痢」や「便秘」などの「症状」を、「疲れ」の一種だと認識して休もうとしている人はほとんどいないだろうと思います。

つまり、「疲れ」がそこまで深刻なレベルへ進行してもなぜ気づいていないのかと言えば、「疲れ」の存在に気づいていないから、という可能性が考えられると思います。「倦怠感」であればまだしも「下痢」「便秘」その他数多くの「症状」のことを皆「疲れ」だと認識することはできていないはずです。むしろ、「病気」あるいは「病気の兆候」と認識していることも多いのではないでしょうか。もしも皆さんが「下痢」や「便秘」を自覚し、それがなかなか治らない時には一般的にどのような行動をとるでしょうか。ある人は整腸剤をドラッグストアで購入して飲むかもしれませんし、また別の人は病院に受診して何かしらの薬を処方してもらい飲むかもしれません。

一方で、もしも「下痢」や「便秘」を「疲れ」だと認識していたならば、その「疲れ」をとるために私たちはどんな行動をとるべきでしょうか。薬を飲むという行動は、はたして「疲れた消化管を休ませる」という行為となっているでしょうか。むしろさらに「消化管」を酷使させる行為となってしまっていないでしょうか。「消化管」の「疲れ」を取るためにとるべき本質的な行動とは何でしょうか。

ここで気づいてもらいたいことが大きく2つあります。ひとつは「**人間はそれを「疲れ」**

だと認識していないとうまく休めない」こと、もうひとつは「**「疲れ」だと認識せずに対処してしまうと、その行動はかえって「疲れ」を助長してしまうことがある**」ということです。「下痢」や「便秘」を「消化管」の「疲れ」として認識できた時、本当に「消化管」の「疲れ」をとるためにすべきことは「消化管を休ませること」、すなわち「食べる量を減らす」とか「食べる回数を減らす」ということになるのではないかと思います。

言い方を変えると、私たちは人間社会の文化の中で「症状」に対処する方法として、足し算的な行動をとるように仕向けられているとも言えるかもしれません。なぜ足し算で対処するのかと言えば、「症状」が「疲れ」ではなく、自分を苦しめる「敵」のように取り扱われているからです。「症状」を「疲れ」だと捉え直せば、「休む」という引き算的に対処する発想が生まれてくるのではないかと思います。そして「症状」を「疲れ」だと認識し直すためには、あなた自身の主体性が必要不可欠だということになります。医師をはじめ、他の誰もその作業をあなたの代わりに行うことができないからです。

もうひとつ、「知らないうちに私たちを疲れさせてしまうもの」として忘れてはならないものがあります。それは私たちそれぞれが持っている「価値観」です。「価値観」というものは人間社会の中で言葉によって生み出され、その文化と共に生きている限り、誰でも何かしらのものが備わっていくと思います。この「価値観」が時として「脳（精神）」の持つシステムを知らないうちに疲れさせ続けることへとつながってしまいます。

心と身体はつながっていると何度も申し上げていますが、自分の「価値観」に沿わない出来事に遭遇し、心にストレスがかかり続ける状況に置かれると、「脳」は次第に「疲れ」ていきます。ここで困ったことに「脳」が疲れてきた場合、その影響は「脳」だけにとどまりません。なぜならば心がストレスを感じると、前章でも述べましたように自律神経系や内分泌系のシステムを介して全身の臓器にも影響が加わるからです。同じようなストレスを受けてもどこの臓器にどのような影響が出るかについては、その人が持つ先天的な素因や後天的な「価値観」の内容も関わってくるために、人それぞれの個性に応じて様々なバリエーションがありえます。しかしながら個体差はあったとしても全身のどの臓器やどのシステムにも大きな流れとしてはストレス学説に沿って変化がもたらされ続けるという点が重要です。まさに「病は気から」「ストレスは万病の元」というわけですが、このような「症状」や「病気」につながり、かつ「疲れ」が進行し難治化していくことに気づかせないようにさせる最大の要因が「価値観」に基づく「心理的ストレス」だと言っても過言ではないと私は考えています。

なぜ「心理的ストレス」が「疲れ」をもたらす最大要因なのかと言えば、その土台となっている「価値観」というものをヒトはなかなか変えることができないからです。例えば「人と人は互いに協力し合うべき」という「価値観」は、それまでの人生の中で集団生活の中で協力し合うことで幾度もの成功体験を積み重ねた人にとってはもはや疑いようのない強固な「価値観」になっているはずです。しかし、そんな「価値観」を持っている人が例えば、とある集団の中で和を乱す行動をとるような人と遭遇したら何が起こるでしょうか。きっとその人は「心理的ストレス」を感じるのではないかと思います。ただその状況が一時的なものであれば、そう大きなストレスにはならないはずです。

しかしもしもその集団生活が一生付き合わなければならないものだとしたらどうでしょう。一生でないにしても人生の時間の大部分を過ごさなければならないという状況におかれたとするならばどうでしょう。本人はいつの間にか当たり前のように備わっているその

「価値観」が、「心理的ストレス」を生み出し、「疲れ」を作っているとは夢にも思わないいま長い時間を過ごしていくことでしょう。ずっとその構造に気づくことなく、何かしらの「病気」のせいにされながら、場合によっては「難病」のラベルを貼られながら、生涯の長い時間にわたって「脳（精神）」を起点として全身を「疲れ」させてしまうことへつながっていく、少なくともその可能性があるのではないかと私は思います。

でも、そうはいっても人間社会の中で生きていて、「価値観」が合わない人と出会うのは避けられないことです。いくらストレスを避けたいからといって、「価値観」が合う人達とだけ生きていくなんて無理ではないかと思われるかもしれません。そう、それはその通りです。人間社会の中で生きている限り、人間として何かしらの「価値観」を持って生きている限り、「心理的ストレス」を感じずに生きていくことは不可能だと私も思います。

ただここで誤解してもらいたくないのは、私は「ストレス」そのものが悪いと言いたいわけではないということです。「ストレス」はむしろ人間の可能性や成長を引き出すきっかけであり、人生を彩り豊かなものにしていくために必要不可欠なものだと思っています。

大事なことは、その「ストレス」が「疲れ」につながりうるものだと認識しておく必要があるということです。そして「疲れ」の状態をきちんと認識し、「疲れたら適切に休もう」ということなのです。だから私は医師として万病の治療に「ストレスマネジメント」の発想を取り入れることを推奨しています。

普通「ストレスマネジメント」と言えば、メンタルの病気にならないようにするために心がけるべきテクニックというイメージがあるように思います。しかしそうではなく、「ストレスマネジメント」とは、メンタルの不調に対して行う治療というだけではなく、身体の「症状」や「病気」、さらには「検査異常」を含む、「疲れ」と表現されうる全てのものをカバーできる万病への治療法だと私は考えています。そして「ストレス」を生み出す最大要因が「価値観」にあることに注目すれば、「ストレスマネジメント」とは大きく言えば「価値観を固定化させず柔軟に変化させること」だと表現することもできます。そしてその「価値観」を柔軟にすることができる唯一の人物は、他ならぬあなた自身しかいないということです。

◉適切に休むとはどういう生き方か

身体の「疲れ」をこじらせないために「適切に休む」こと。それは「あらゆる冒険やリスクを避けて、無難で安全に人生を生きた方がいいということか」と思ってしまう人もいるかもしれませんが、それはまた違うと私は考えています。先ほども述べたように、まず前提として私には「ストレスは人生に必要だ」という考えがあります。「適切に休む」という人生は、とにかく休み続ける人生ではなく、「適度なストレスを繰り返す」こととセットで考えるべきなのだと私は思っています。

ただ、その「適度なストレス」というのが曖昧で人によって違いますし、ある人にとっての「適度なストレス」が別の人にとっては「不適切なストレス」だということも往々にしてあると思います。だからこそ何が「適度なストレス」であるかは、自分自身の頭で考えて試行錯誤を繰り返しながら探していくしかないと私は思っています。ただ「適度なストレス」と「適切な休み」とを良い塩梅で繰り返すことを実現できているかどうかを確かめる方法はあると思っています。それはいわゆる「健康長寿を成し遂げられているかどうか」です。

先述のように、全ての「症状」や「病気」は広い意味での「疲れ」であり、その「疲れ」が休んでも回復しない場合、そこには「適度なストレス」としての許容範囲を超えて「ストレス」を受け続けた可能性が考えられます。一方で許容範囲を超えて「ストレス」を受け続けて「症状」や「病気」が不可逆化した状態の一つに「老化」があるとも述べました。

人類が誕生して以来、厳密な意味で「老化」することのなかった人はただの一人もいないでしょう。絶対的なことはないと言われる世の中においてこれだけはさすがに絶対的だと確信することのできる数少ない現象の一つだと思います。どんな人生を生きたとしても最終的には不可逆的な「疲れ」へと到達し、死を迎えるという生物としての逃れられない大きな流れがあります。要するに、どれだけ「適切な休み」をとったところで、人はいずれ必ず「疲れ込んで死ぬ」ということになります。

さて「健康長寿」というのはどんな状態でしょうか。「健康長寿」だと実際に言われている人達もいつかは必ず死に至るわけですから、最終的には不可逆的な「疲れ」に到達します。そのプロセスの中で「老化」はあっても、「症状」とか「病気」などと呼ばれる状態を表すことなく、しかも人類の平均寿命に比べて長くその状態をキープしている時に「健康長寿」だと認識されるのではないでしょうか。それはあたかも適切なメンテナンスを施し続けた電化製品が、長い間使い続けられている状況にたとえることができます。人間で言えば、ただ寝ているだけの状態ではなく、人間としての多彩かつ複雑な活動を行うことができる状態を長く保っている状態だと言えるでしょう。従って「健康長寿」とは「ストレス」によって生じる「過剰適応」の状態をうまくマネジメントし続けていくことで、誰もがいつかは必ず到達する「不可逆的な消耗疲弊」までの時間を、その人が生来持っているはずの本来的な長さまで最大限使うことだと言えるのではないかと思います。

「過剰適応」は基本的にはかかり続ける「ストレス」によって基準よりも能力が高まった状態を意味しますが、この状態が限界を超えてしまうと「症状」や「病気」として認識されることになります。ここで「症状」や「病気」にまで到達しないようにうまくマネジメントできれば、自分の持つ潜在能力を最大限に発揮することができます。だからどこまでが「症状」や「病気」になる手前の「過剰適応」なのか、どこからが限界を超えた「過剰適応」なのか、その見極めが「健康長寿」を成し遂げられるかどうかの命運を握っていると私は思うわけですが、残念ながらその作業は非常に難しいというのが皮肉なところです。一歩間違えれば「健康長寿」どころか、一気に「不可逆的な消耗疲弊」へ移行してしまうリスクさえはらんでいます。そう考えると、理想の「健康長寿」を無理に目指さそうとせずに「ほどほどのところで人生はよし」とする発想を持っておくことも大事なのかもしれません。

◉「ストレス」を糖質摂取、「休む」ことを絶食に置き換えて考えてみると？

「価値観」をいかに柔軟に変化させるか、あるいは人生で不可避なストレスによって起こる「過剰適応」状態をいかにこじらせずに高いパフォーマンスを保つか、ここまで心の在り方に注目して「疲れ」をとるための「適切に休む」方法を考えてきました。ここでもう一つ、「適切に休む」ためにもう一つ知っておいた方がいい大切な観点についてお話ししたいと思います。それは身体的な観点からみる「適切な休み方」です。いかに心を柔軟にしようとも、どれだけ内省的であろうとも、身体の使い方を間違えれば、やはり限界を超えて「過剰適応」状態からくる「疲れ」が不可逆化してしまいます。「身体」の観点でも「疲れ」をこじらせないためにも確認しておきたいのは、やはり「食事」と「運動」の要素、そして中でも注目したいのは「食事」における「糖質」の特徴です。

第3章でお伝えしたように、「糖質摂取」と「ストレス反応」には「血糖値を上昇させる」という共通点があります。それゆえにある意味で「糖質摂取」は身体にかかる擬似的なストレスと言えるようなところがあります。

先ほども述べたように「人生にストレスは必要」ですから、「糖質摂取」によって血糖値が上昇し、身体に擬似的にストレスがかかること自体は悪いことではありません。ただ「糖質摂取」によって起こる血糖値上昇は、ストレスによってもたらされる血糖値上昇と違って、摂取した糖質量に応じて比較的急峻なピークを作ります。急峻なピークであれば、急激に血糖値が高くなる瞬間があることになります。そしてそのように急に短時間だけ血糖値が高くなった場合、その血糖は血液脳関門というバリアを通過して脳内の報酬系という部分に作用してドーパミンという神経伝達物質の分泌を刺激します。

ドーパミンが分泌されることで人は瞬間的な多幸感・満足感を感じます。これは緩やかに血糖値が上昇するストレス性の血糖上昇では起こりにくい現象です。その結果、「糖質摂取」による血糖上昇は、「ストレス」による血糖上昇と違って、多くの場合ドーパミンの分泌が何度も繰り返されて、いわゆる依存や中毒の形成へと繋がってしまうのです。

頻回のドーパミン分泌刺激によって依存・中毒が形成されるという問題は、アルコールやタバコ、覚醒剤など血液脳関門を通過しうる他の物質でも起こることがよく知られています。しかし「糖質摂取」によっても依存や中毒が起こることはあまり知られていないかもしれません。現実問題として「甘いものがやめられない」という人は非常に多いです。たとえ甘いものの食べ過ぎで身体を壊すに至ったとしても、その習慣を変えようとしない人も少なくありません。その事実があること自体は、おそらく多くの人に納得してもらいやすいのではないかと思います。

またアルコールやタバコに関しては未成年に限って法律で使用が禁止されていたり、覚醒剤に至っては使用自体が法的に禁止されていたりなど、依存・中毒の危険性、健康への有害性が社会的にも広く認知されています。ところが、「糖質摂取」についてはその中毒性が一般に知られていないと思います。きつい言い方になってしまうかもしれませんが、「糖質」は法律で規制されていない、合法的な依存・中毒物質とみなすこともできます。そして頻回に「糖質摂取」を行うことは、持続的に身体へ擬似的な「ストレス」をかけ続ける行為でもあります。擬似的と言っても実際に「ストレス」がかかるのと同様、あるいはそれ以上の反応が実際に身体に引き起こされます。

そのように合法的かつ身近なのに強固な依存・中毒を形成するという意味で、「糖質摂取」の中毒性は私たちが「適切に休む」という行為を実践する際に大きな障壁となりうるものであることを知っておく必要があるのです。なぜならばこのことを知っていないと、そもそも「適切に休む」という必要性を感じることができません。また、この構造を知らない状態で「糖質摂取」をやめると、かえって反動で離脱症状に苦しんでしまい、むしろ糖質を摂取すべきだという考えが強化されてしまう恐れもあります。

一般的にアルコールやタバコなど常用している中毒性物質の摂取をやめると、強烈にその中毒物質を欲する衝動に襲われます。場合によってはストレスがかかりすぎて、自律神経の過剰な活性化を介して、手が震えたり、頭痛がしたり、集中力が低下したりします。これが離脱症状と呼ばれる現象です。しかし、この離脱症状は中毒物質の摂取中止から48〜72時間くらいをピークにその後徐々に落ち着いていくことも知られています。したがって「糖質摂取」において「適切に休む」ためには、このような中毒の構造についての知識が必要不可欠です。離脱症状を乗り越えた先に「適切に休む」という状態があることを知っているかどうかで、とることのできる選択肢が変わってくると思います。

ところで、1日3食という食習慣を常識だと考えている人が多いと思いますが、ここにも「糖質」の中毒性が関与していると言ったら信じてもらえるでしょうか。「糖質」中心の食生活を送っていると、ドーパミン分泌刺激に伴う多幸感も相まって、過剰に食べることへとつながりやすい傾向があります。しかもその多幸感を引き起こしている血糖値上昇の時間は基本的に短時間であるため、生み出された多幸感はすぐに消失し、また次の多幸感を求めて再び「糖質」を摂取したいという欲求が駆り立てられてしまいます。このような「糖質摂取」による血糖上昇とドーパミン刺激が短時間のスパンで繰り返されることで、食事のサイクルを短時間かつ糖質中心で行うように身体が仕向けられ、その結果、1日3食の食習慣が生み出されていると考えることができます。言い換えれば、必要な栄養素を満たすために1日3回の食事が必ずしも必要なわけではないということです。

なぜ私がそう言い切れるのかと言いますと、糖質制限食を実践する人の多くが時間とともに1日3食を必要としなくなり、誰に言われるでもなく自然と1日1~2食に落ち着いていき、しかも体調が良くなっていく、という「事実」があることを知っているからです。この現象は「人は必ずしも1日3回食べなくても必要な栄養を確保することができる」ことと、「糖質中心食でのドーパミン刺激によって不必要に食欲が駆動されている」という二つの可能性を教えてくれていると私は思います。何を隠そう私自身も糖質制限食を実践後、1日1~2食へと食欲が落ち着いていくという経験をした者の一人です。この経験を通じて、私は1日3食が必要なのではなくて、糖質の中毒性によって1日3食を食べるよう仕向けられていたのだということを実感として理解することができました。

ついでに言えば、私は高額な炊飯器を躊躇なく買うほどお米に目がない人間でしたが、糖質制限食をしばらく継続することでお米に対する欲求も以前より少なくなっていくことも経験しました。それまで私は自分が「生まれつきお米が大好きな人間」だと信じて疑っていませんでしたが、それさえ糖質の中毒性によって作られていた感覚なのだとわかった時は本当に衝撃を覚えました。

ともあれ、「糖質」が栄養的にそんなに必要ではなくても、依存・中毒の構造によって頻回に「糖質摂取」が繰り返されることになり、擬似的とは言え、身体にはストレス負荷が不必要に繰り返しかかり続けることになってしまいます。そしてその結果、「過剰適応」から「消耗疲弊」への流れも必要以上に進んでしまいます。これが食事において「糖質摂取」の問題を最優先に押さえておかなければならないという大きな理由です。

では「糖質摂取」が繰り返されることによるシステムの「疲れ」、ひいては「過剰適応」から「消耗疲弊」への流れを食い止めるためにはどうすれば良いでしょうか。当然、最初に思いつくのは「糖質摂取」を制限することですが、ドーパミンの頻回刺激によって形成される中毒の構造から逃れるのは実際には容易なことではありません。このことはアルコール中毒、ニコチン中毒、覚醒剤中毒に一旦なった人がそこから逃れることが難しいという現象が社会の中でしばしば観察されていることからも想像に難くないと思います。少なくとも何も考えずにとりあえず「糖質の摂取量を減らしてみる」とやってみても、経験的にはあまりうまくいかない人の方が多いです。なぜならば、少々糖質の量を減らしてみるだけでは中毒性はなくならないどころか、かえって摂取量を減らすことでより糖質への渇望感が強くなってしまうからです。タバコの本数を減らすだけでは、多くの場合、禁煙が成功しないという経験則と同じ構造です。

基本的に中毒から逃れる最善の方法は中毒性物質から離れることです。ただアルコールやタバコ、覚醒剤はともかく、人間が食べて生きていく以上、「糖質」の量を完全にゼロにして生きていくことはできません。なぜならば主食や甘いもの以外の食品にも大なり小なり「糖質」は含まれているからです。食べる営みを行っている以上、「糖質」の量は減らすことはできても、ゼロにすることは不可能です。そこでもう一つ、「糖質摂取」の繰り返しによる「疲れ」をとるために重要になってくるのが、「食べる回数を減らす」というアプローチです。食べる回数を減らすことは、食事内容の如何に関わらず、「消化管」を全く使わない時間を増やすことを意味します。これは「消化管」の「疲れ」をとる直接的かつ現実的にも実行可能な方法だと思います。

先ほど述べたように、人は糖質制限食を実践している限り、1日1～2食で必要な栄養は十分に確保することができるわけですから、1日3食摂取している人は、それだけで余分な栄養を確保してしまっている可能性が高い、言い換えれば消化管に過剰な負荷がかかっている可能性が高い、ということになります。1日3食食べて肥満があるという人には納得してもらいやすい話かもしれません。

ただし、その話をにわかには信用できないという人もいると思います。それは1日3食食べているのに「食べても食べてもやせてしまう人」です。1日3食以上食べているのに全く太らないという人も決して珍しくはないように思います。ただおそらくそういう人には大きく2つのパターンがあると私は思っています。1つは胃袋が小さくて1回の食事量はそれほど多く食べられないけれど、その代わり食事の回数を増やしているというパターンです。そういう人は、それ以上やせないように間食も含めて1日に4回も5回もというように食べる回数を増やして体重を維持しようと心がけています。だから意識としては「いくら食べても太らない」と思う一方で、消化管には休む間を与えず、過大な負担をかけている可能性があります。もう1つは毎回本当にたっぷりと食事を摂っているにも関わらずなぜか太らないというういわゆる「やせの大食い」のパターンの人です。

両者は食べているのに太らないという点においては共通しており、ともに「消化吸収障害がある」、すなわち「消化管」の「疲れ」があると考えることができます。問題はその「消化管」の「疲れ」の原因がどこにあるのかです。ストレス学説の基本に立ち返れば「消化管」は過剰に使われることによって「疲れ」が出るわけですから、ひょっとしたら「消化管」の「疲れ」の原因は、食べる量ではなく「何度も食事を食べていること」にあるのかもしれません。つまりよかれと思って何度も食べていることがかえって消化吸収を妨げて、結果的にその行為がかえって栄養を吸収させることから遠ざけてしまっているかもしれないのです。

そのように、食べても食べても太らなくて悩んでいるという人に一度考えてみてほしいのは、どうすれば「消化管」を適切に休ませることができるのか、ということです。勿論、食べなければ「消化管」は確実に休むことができるかもしれません。しかし一方で、食べる回数を減らしてしまうと自分の場合はさらにやせていき健康を害してしまうのではないかという不安に襲われてしまうかもしれません。そうするとその不安がまた「心理的ストレス」となり、「消化管」はおろか全身に「ストレス」を与え、結局「過剰適応」を引き起こしてしまうという悪循環にもつながりかねません。まさに、あっちを立てればこっちが立たないというような難しい状況に思えます。

こうしたやせ体質の人が「ストレス」を感じないで「消化管」を休ませるにはどうすればいいのでしょうか。究極的には自分で色々試行錯誤をしてみて、一番心の収まりがよい方法を見つけていくしかないとは思います。ただ、そうした人に私から何か言葉を置くとしたら、まず「やせ細って不健康になるというイメージを一旦脇においてみる」こと、そして「断食には実は価値がある」というメッセージを選ぶかもしれません。

実際、食べないことにはものすごいメリットがあります。もともとやせている人にとって、食べないことは栄養が入らないことであり、食べないことに価値があるだなんてイメージすることは難しいかもしれません。ですが私は個人的に3日〜7日間レベルの「断食」を何度も繰り返した経験があります。さらに医師として「断食」について学んだ知識も合わせて、「断食」には少なくとも5つのメリットがあると考えることができます。

① 消化吸収能力を高める
② 脂質代謝を刺激する
③ 未知の有毒物質を排除できる
④ タンパク質の再利用効率を高める（オートファジーを活性化する）
⑤ 長寿遺伝子を発現させる

つまり、「断食」は単に「消化管」を休ませるにとどまらず、それ以外にもたくさんの具体的なメリットをもたらす行為だということです。例えば、食べないことでオートファジーと呼ばれるリサイクルシステムを活性化し、身体を一定の状態に保ちやすくするように身体の中のシステムを改変する行為にもなるわけです。それは何をやっても太れなくて悩んでいるという人にとっては福音ですし、結果的にそれが長寿へもつながりうるとなれば非常に価値があると感じられるのではないでしょうか。言い換えれば、今まで食べることによって抑制されていた、ストレスを是正するための潜在的な仕組みを「断食」で目覚めさせることができる、と表現することもできるかもしれません。いくら食べても太らなくて困っているという人はまずこの「事実」をしっかりと認識し、逆転の発想で、いかに「食べない」時間を確保するかに取り組んでいくことが、「太れない」という困難を打開するための重要な鍵になると思います。

その上で、やせている人が「食べない」という行為を実際に実行するとなると、やっぱり不安は尽きないかもしれません。次に伝えたいのは、「休んでもいいし、休まなくてもいい」という原則を意識してもらうことです。「断食」というのは、誰かに指図されるわけでも強制されるわけでもなく、自分自身にしか行えない主体的な行為です。逆に言えば辛くなったらいくらでも自分で行動を調整することができることを忘れてはなりません。やるかやらないか、ゼロか100かではなく、やったりやらなかったりして自由に行動を変えても全く問題はありません。

例えば、それまで1日3食を実践していた人が、まずは1週間の中で1日だけ1日2食でやってみるというのも立派な「断食」だと思います。これを俗に「プチ断食」と呼んだりもしますが、まずそういうところから始めて自分の身体の反応を確認していくのも良いと思います。そうした経験を繰り返していけば、次第に「食べない」ことにも慣れていくかもしれません。あるいは、たとえば3日間断食を計画していたけれど、実際にやってみたらすごく辛さを感じたのだとすれば、一旦「食べる」状態に戻してみてもいいと思います。

やってみて、もし辛ければ元に戻す、またやってみようと思えたらチャレンジしてみる。そんな風に食べると食べないを行き来しながら、自分にとって一番収まりのよいところを自分で探していくという姿勢が、最も安全に心地いい所に向かうためのコツだと私は思っています。

ついでにもう一つだけ私なりのコツを述べるならば、「断食」を繰り返すことで、次第に「脂質」を上手に使えるようになっていくものの、もともとやせ体質の人にとって「脂質」を利用することは時間のかかる作業でもあるので、糖質（炭水化物）から脂質への切り替えはいきなりではなく徐々に行っていくという発想も重要だと思います。一方で、たくさんの量があまり食べられないというやせ体質の人の中には脂っこいものが苦手で、ついつい普段のエネルギーをパンや麺類といった糖質主体の食品に頼っているというパターンも多いかもしれません。そうした人が食事をいきなり肉、魚、卵といった脂質やタンパク質主体の食品に切り替えることにはきっと抵抗感があることでしょう。しかし、「断食」を繰り返していくことで、身体の代謝システムが「脂質」に適応するよう改変していき、肉・魚・卵なども食べやすく消化しやすくなっていく可能性は十分にあります。つまり、時間をかけて少しずつ「脂質」代謝に慣らしていけば、もともとがやせの人であっても最終的に1日1~2食であっても無理なく過ごしていくことができるようになるのではないでしょうか。ただ、これは残念ながら肥満体質である私の身体で直接確かめることができないので、理屈や方法について納得されたというやせ体質の方に主体的に取り組んで実証してもらいたいというのが本音です。

以上のことから、「適切に休む」ためのアプローチの食事編のまとめとして「食事の基本を糖質制限食におく」こと、「糖質には中毒性があり、この構造があることで無意識の消化管酷使につながりやすいことを知識として知っておく」こと、そしてその上で「食べないことのメリットにも日頃からある程度親しんでおく」という辺りが押さえておくべきポイントになると思います。

もう一つ、食事と並んで重要な要素としてよく言われる「運動」という観点でも、「適切に休む」にはどうすればよいかを考えてみたいと思います。「食事」における「休む」が「食べない」ことであったのに対し、「運動」における「休む」は言うまでもなく「運動しない」ことです。ただ繰り返すようで恐縮ですが、「適切に休む」というのは「全く運動をしない」ことではありません。

「運動」もある種身体に「ストレス」をかける行為ですが、ご存じのように「運動」という「ストレス」が心身にとって有益に作用する場合もあるわけです。従って、この「ストレス」によって得られるメリットとデメリットのバランスが最適化するよう「運動」の在り方を適切に調整すること、これが「適切に休む」ためにまず必要な発想となります。

何のために「運動」をするかという目的によっても最適化のための方法が変わってくると思います。例えば、スポーツでより高い記録を目指しているアスリートにとっては、一般人からすると過剰な「ストレス」に思える運動が、その後の運動パフォーマンスの向上へとつながり、結果的に本人の精神衛生上も良いものをもたらしてくれる適切な「ストレス」となる可能性もあります。しかし、ここではそうした運動能力の高みを目指すアスリートのケースはどちらかと言えば例外として捉え、一般的な社会生活を営んでいる人が、健康的な状態を目指すために「運動」をどう取り扱うべきかについて考えてみます。

まず、どんな運動が「適切」であると感じるかについては個人差が大きいので、一概に「運動はこうあるべき」と言うことはできませんが、一つ言えることとして、少なくとも何かしらの「症状」が出ている時は「休む」ことを検討すべきタイミングかもしれません。なぜならば「症状」は「過剰適応」か「消耗疲弊」のどちらか（あるいはその混合状態）を反映した状態であり、「休む」ことによって回復できる可能性があるからです。逆に言えば、「休む」ことをしないでいると「不可逆的な消耗疲弊」へと発展してしまう恐れがあります。わかりやすいのは「痛み」という「症状」があるときです。「痛み」という「症状」があるときは「運動しない」という選択をとれば回復するけれど、無理を押して「痛み」があるのに「運動」を続ければ「過剰適応」から「不可逆的な消耗疲弊」へと進展し、結果的に「運動」の継続ができなくなる未来へとつながってしまう可能性があることはわかりやすいと思います。

一方で、「症状」が出たら即休むべきだとも一概には言い切れません。例えば、先ほどのアスリートの例で、今まさにスポーツの大会に臨んでいる状況を想定してみます。そこではプレッシャーという名の「ストレス」がかかり続ける中で、若干の「症状」を押してでも頑張ってみることで「過剰適応」の状態が、限界を超えさせるパフォーマンスを発揮させることも十分あり得ると思います。ストレス学説に対応する「過剰適応」という状態は、ストレスがかかっていることを知らせるメッセージであると同時に、身体のシステムのパフォーマンスを100%以上に高める行為であることも思い出してもらえればと思います。むしろ、その場で頑張らないことの方が本人にとってのさらなる「心理的ストレス」となり、それが「過剰適応」を進行させて「消耗疲弊」の要素も加わるようになり、後々良くない影響をもたらし続けるかもしれません。だからあくまでも「症状」があるということは、「休むかどうかを考えるべきタイミング」だというところまでしか私には言えません。実際に休むべきかどうかは本人が主体的に決めるより他にないと思います。

このようにすべての「症状」を「過剰適応」か「消耗疲弊」で捉えると、「適切に休む」という視点でその対処法を考えることができますが、一般的には「症状」が出たときには「休む」という選択がとられずに、その「症状」を抑える薬で対応するという発想が出てきやすいのではないでしょうか。ただ、そんな中でも「運動」に関して「症状」が出る場合は、割と自然に「休む」という発想が出てきやすいと思います。私に指摘されるまでもなく、多くの人はすでに「運動」に関連して「症状」が出た場合に、「休む」を実行されているのではないかと想像します。しかし実はこの「運動」に関する「休む」には2つの点で落とし穴があると私は思っています。

一つは「**社会生活の中で十分に休むことができない場面は意外に多い**」ことです。本章の冒頭で述べたように、野生動物であれば「疲れ」を感じたらすぐに「休む」という行動をとるはずの状況であっても、人間だけが仕事や家庭などの社会生活上の事情によって、まだ「疲れ」ているのに身体にムチを打ってさらに頑張り続けることができてしまいます。そのように不本意に、あるいは無自覚に「休み」が不足している状況にある人が、その先でどのように感じるかと言えば「休んでいるのに疲れが取れない」ということです。

本当は「休む」べきタイミングに十分に休めていないだけかもしれないのに、人は「休みは無効」と捉え、その結果、さらに「休む」ことから遠ざかります。そして本来は「休む」べきタイミングを伝えるメッセージである「症状」に対して、多くの人が「薬で抑える」という選択肢に頼るようになり、表面的には問題が解決したように見えて、本質的にはさらに「疲れ」を進行させていく行動へと駆り立ててしまうという悪循環へとつながってしまうのです。

とは言え、本当に十分に「休んで」いても回復しない場面もあると思います。それは「不可逆的な消耗疲弊」へと「症状」が進展してしまっているケースです。ただ「不可逆的な消耗疲弊」は必ずしも病的とは限らず、純粋な老化現象としても起こりうることです。「運動」における「疲れ」へのもう1つの落とし穴は、**「無意識的に全盛期（20～30歳代）のパフォーマンスを基準におくことで、年齢とともにパフォーマンスの最大値が全盛期よりも必然的に下がっているにも関わらず、全盛期と比べて回復しないことを、ストレスに感じてしまう」**ことです。

これは若い人よりも、中年以降の人が「運動」における健康を考える時に特に意識してほしいことですが、例えば全盛期が二十歳前後でこの時に発揮できる運動のパフォーマンスの最大値が仮に100だとします。40歳代以降になれば、パフォーマンスを維持するように運動をよほど習慣的に行っていない限り、そのパフォーマンスの最大値が70や80などへ下がっていてしかるべきです。生きている限り誰しもストレスは避けられないのが必然ですので、どうしても少しずつ人体のシステムで「不可逆的な消耗疲弊」が起こってきます。

しかもその変化は、日々の生活の中では感じられないくらいのゆっくりとした速度で起こっていきます。例えば60歳代になれば最大パフォーマンスが50に、80歳代になれば30にという具合でゆっくりと下がっていくというイメージです。勿論、その数字の進み方には個人差があります。いずれにしても急に変化するわけではないので、多くの場合パフォーマンスの最大値が変わっていることに気づかずに、全盛期の状態、あるいはそれに近い状態が最適だと認識し続けてしまいます。そうすると現在の最大パフォーマンス以上の状態を基準にして、その状態を目指すために過剰な努力を延々と繰り返してしまう恐れが出てきます。しかもその努力において、主体的に身体の使い方を変えていくのであればまだしも、ここでも「症状」を「薬で抑える」という方法を用いている場合がほとんどです。なぜなら本人はその状態を「病気」だと捉えてしまっており、「病気は医師に治してもらうべきだ」という価値観が備わっているからです。たとえば痛みがあるせいで想定する運動パフォーマンスが出しきれないから、整形外科を受診して痛み止めを処方してもらう、という具合です。「薬で抑える」という方法は本質的には「過剰適応」から「消耗疲弊」への流れを進行させる行為であることは先ほど述べた通りです。そのようにして、高齢になるに従って、「適切に休む」ことから結果として遠ざかってしまい、多くの人に様々な症状や病気が蓄積していくという構造があると私は考えています。

したがって、「運動」において「適切に休む」ためのアプローチとして重要な点は、「症状があるということは、まず休むことを考えるべきタイミングである」という基本を忘れないこと、「なるべく中途半端に休まずに、必要十分に休むことを心がけること」、「必要十分に休んでも回復しきらない場合には、年齢とともに最大パフォーマンス自体が全盛期に比べて下がった可能性を考慮して、無理に全盛期のレベルまで回復させようとせずに、下がったパフォーマンスの中で新たに適応できるよう身体の使い方を調整すること」という辺りがポイントになるかと思います。

特に最後の「下がったパフォーマンスの中で新たに適応できるように調整する」という発想は健康長寿を果たすために重要なところだと私は考えています。一般論として考えても歳をとると足腰が痛くなったり、目が見えにくくなったり、眠りが浅くなったり、色々な身体の不調を持つようになることは避けられません。それらの症状を解決してもらうために複数の病院やクリニックへ通院し、たくさんの薬を飲み続けておられる方も決して少なくないことでしょう。あるいは「年を取ればそういうものだ」と思い込んで、そのまま通院と服薬を続けながら、「症状」を完全になくすことを半ば諦めてしまっている方も多いかもしれません。

でも年をとっていようといまいと、「症状」が「過剰適応」か「消耗疲弊」のいずれかを示す身体からのメッセージであることには変わりはないと私は思っています。年をとっていても「症状」が出た時の基本は「休む」ことです。「休む」ことで良くなれば「可逆的な過剰適応」か「可逆的な消耗疲弊」だということになりますし、回復しきらない「症状」があるとすればそれは「不可逆的な消耗疲弊」だと解釈できます。

「不可逆的な消耗疲弊」に対して100%の回復を目指してしまうと、それが決して到達できないことから心身にかえって新たなストレスが生み出されてしまうというねじれ構造があるわけです。ですので「休む」を徹底した上でそれでも「症状」がなくならないと感じられる場合は、その状態を、いつの間にか年齢とともに全盛期に比べて最大パフォーマンスが下がったことによって生み出された「新しい自分の基本状態」だと再解釈し、新しく身体の使い方を考え直す必要があると思うのです。そのプロセスはお医者様に任せていても決して行うことはできません。あなたにしか見直すことはできないのです。

例えば年齢とともにトイレが近くなってしまった、とします。徹底的に「休む」を行っても変化が見られなかった場合、それは症状ではなく「新たな基本状態」だと受け止め直してみるのです。今までは1日に3~4回トイレにいくのが基本だったけど、今の新しい自分の場合は1日に7~8回トイレに行くことが基本だと捉え直すのです。その上でそのような基本状態で苦痛なく過ごしていくためにはどう生活していくといいかをまた考え直すのです。そのように考えていけば、少なくとも1日7〜8回トイレに行くことは「症状」や「病気」だとは思わなくなります。言葉遊びのように思われるかもしれませんが、何をどう捉えるかによって自分にかかるストレスが変わることは「事実」です。

言い換えれば、老化に伴って起こる身体変化をむやみに治療対象とみなさずに、薬を使って無理矢理改善させようとしたりもせずに、ありのままの状態を受け止めて過ごす態度だ、とも言えます。そのように自分の中で認識する基本状態を歳とともに更新し続けて、生き方を見直し続けていくことで、私は結果的に年齢を経て起こる身体のトラブルを最小化することができるのではないかと考えています。

この私の話が適切であるかどうかは、執筆時点で40代のまだ高齢者とは言えない私が語っても説得力がないかもしれませんし、私もその年齢になって自分で実践してみてはじめてわかることもきっとあることでしょう。もし納得していただけるようであれば、皆さんそれぞれの人生の中で私の仮説が正しいかどうか、是非検証してみて頂ければと思います。

第五章　ストレスと免疫の深い関係

◉「免疫」とは何なのか

　ここまでの話で、全ての「病気」や「症状」が「過剰適応」と「消耗疲弊」の組み合わせによって表現されるという構造、そしてその「過剰適応」や「消耗疲弊」は本質的にはあらゆる種類の「ストレス」によって進展させられて、早期に「不可逆的な消耗疲弊」に陥らないようにするためには「適切に休む」のが大事であること、そして「ストレス」を受けるべき時期と回避すべき時期のバランスを自ら最適化させるアプローチを、「価値観」

という心理面と、「食事」と「運動」という身体面の両面で実践することが重要だという話をしてきました。

しかしこのような形で考えると、どうも矛盾してしまうように思える大きな病気のカテゴリーが一つあるように思います。それは「**感染症**」です。一般に「感染症」とは何らかの病原体と人間とが接触することで、病原体によって引き起こされる一連の症状やその状態そのものを意味しています。身体の「過剰適応」や「消耗疲弊」に関わりなく、とにかく「病原体」そのものが病気の原因であり、「病原体」によって引き起こされるのが「感染症」だという考えが従来医学の中には厳然としてあります。ただし、私はここにおいても再解釈が必要で、結論を先に言ってしまえば、「感染症」さえも「過剰適応」と「消耗疲弊」の組み合わせによって表現できるだろうと考えています。

そもそも「感染症」という概念が医学の中で確立されたのには医学が歩んできた歴史の中でのとある成功体験が大きく関わっています。19世紀の中頃までは、現在の「感染症」に相当する病気は、「病原体」によるものだとは考えられていませんでした。例えば、14世紀に起こった「ペスト」という感染症は、現在では「ペスト菌」という細菌によって引き起こされることがわかっていますが、当時は「細菌」という存在自体が世に知られておらず、「ペスト」は「瘴気《しょうき》」と呼ばれる悪い空気のせいだと解釈されていました。

それがまず17世紀にレーウェンフックという科学者が顕微鏡を開発して細菌や真菌（カビ）などの微生物の存在を明らかにし、さらに19世紀になってロベルト・コッホという細菌学者が、炭疽菌、結核菌、コレラ菌などの特定の細菌が病気の原因となることを、動物実験を通じて証明しました。この功績を持ってコッホは「近代細菌学の祖」と称されるようになります。

そして20世紀に入って、ペニシリンをはじめ種々の細菌の発育を阻害する「抗生物質」が発見されるようになり、人類は「感染症」の原因とされる「細菌」を攻撃することのできる具体的な治療手段を手に入れることに成功しました。その「抗生物質」を投与すると、理論通りに「感染症」の症状が消失していく症例が続出したため、「感染症の原因は病原体である」という考えは確固たるものとして現代医学の中で確立するようになっていったわけです。なにせ「抗生物質」が登場するまでの「感染症」は死に至るほどの脅威的な病気でしたから、この「抗生物質」の発見は、実際に多くの人命を救い、医学の歴史の中でも大きなターニングポイントとなる出来事となりました。

しかし私はこの「感染症の原因は病原体である」という理論には再解釈の余地が残っていると考えています。確かに「病原体」を「抗生物質」で攻撃することで「症状」が改善するのであれば、「病原体」が「症状」の原因となっていると考えても矛盾はありません。ただ一方で、「病原体」に接触すれば全ての人がただちに百発百中で「感染症」を発症するわけでもないという「事実」にも注目してほしいのです。例えば、皮膚や咽頭、腸内には「常在細菌」と呼ばれる無数の細菌達が「細菌叢《さいきんそう》」と呼ばれる集団を形成し、常に存在していることはよく知られていると思います。

健康な人も含めて人間であれば誰でも、無数の細菌と共生していることは今や現代医学の常識となっています。つまり細菌と接触していても、病気を発症するとは限らないということになります。俗に善玉菌とか悪玉菌という表現がありますが、常在細菌は善玉菌だから「感染症」を起こさないのでしょうか。いや、それは違います。例えば健康な人の皮膚には病原性があるとされている黄色ブドウ球菌という細菌も普通に存在していますし、他にも咽頭に肺炎球菌、大腸に大腸菌というように、病気を起こしうる細菌は健康な人の身体にも無数に存在しています。この事実から、少なくとも「病原体（細菌）」と接触することだけが「感染症」の発症条件ではないことがわかると思います。

ではなぜ同じ「病原体」と接触した状態なのに、「感染症」を発症する人としない人の差が出るのかという点に関して、現代医学は「**免疫**」という概念を使って説明しています。「免疫」とは文字通り「疫病を免れる」と書きますが、一言で言えば「**異物を除去するために身体に備わったシステムの総体**」のことです。具体的には血液の中にある顆粒球やリンパ球といった「白血球」と総称される血球細胞たちが動員されることで、体内に異物が入ってきてもその「白血球」によって速やかに除去されると言われており、この分野の研究は今やかなり細かい領域まで進んでいます。詳細なメカニズムについては複雑になりすぎるので割愛しますが、ともかくこの「免疫」と総称されるしくみのおかげで、病原性をもつ細菌が接触してきても、速やかに除去されてそこに細菌がいても「感染症」を発症しなくて済むことが起こりうるという理屈で一応説明されています。

しかし、この説明だと疑問に感じてしまうことが大きく2点あります。1点目は「**免疫**

で速やかに処理されている割に病原菌が常在細菌叢の中で常に観察され続けているのはなぜか」ということ、2点目は「(異物を除去するという)**免疫が低い状態にある人ほど、感染症の症状が激烈になるのはなぜか**」ということです。

前者については、もしも免疫が正常に働いて病気を起こす細菌が速やかに除去されているのであれば、健康な人の常在細菌叢の中にはもうその病原菌が全くいなくなっていてもよさそうなものです。けれど実際には健康な人の身体をいつ調べても病原菌となる菌は存在し続けています。この矛盾を説明する理屈として、実は細菌は一定の数を保っているように見えて、細菌が増えるスピードと免疫が細菌を排除するスピードとが同じくらいのため、いわゆる動的平衡状態となり、あたかも一定数の細菌がい続けているかのように見えているだけという可能性もなくはないです。ただ、そうだとしたら菌が増殖する速度と免疫が菌を排除する速度がピッタリ同じになっていないと話が合いません。普通に考えればどちらかの速度が優勢になって、細菌が殲滅されるか、細菌優勢で病気を発症するかのどちらかに傾きそうなものです。しかし実際にはいつ常在細菌叢を調べてみても同程度の病原菌が発見されるわけです。つまりこの事実から、「**免疫の状態によっては、病気の原因と**

なるはずの細菌を攻撃していない時もある」という可能性が見えてきます。

後者について、例えば高齢であったり、ステロイドや免疫抑制剤などの免疫を抑える薬を使用していたりする人などでは、一般的に免疫が低下していると考えられています。そうした免疫が低い人と病原菌が接触すると何が起こるかと言いますと、まさに「感染症」と呼ばれる事態が発生します。そして「発熱」という現象が起こり、免疫が低ければ低いほど「発熱」をはじめとした全身の症状が強く出てしまうという特徴があります。場合によっては「抗生物質」を使用しても抑えきれずに死に至ることさえ起こってしまいます。

しかしここで疑問なのは、まず「発熱」という現象は「免疫」システムが異物を除去するために起こす「炎症」という現象に付随して起こる現象です。「炎症」というのは異物たる病原体と免疫の主役たる白血球が接触しこれを除去するための反応として起こるとされています。しかし先ほど私は「発熱が強く出るのは免疫が低い時だ」と言いました。「異物除去システム」たる「免疫」の働きが低いのであれば、「炎症」もあまり起こせずに「発熱」も小さくなりそうなものですが、実際には逆の現象が起こっています。この矛盾はどのように理解すればよいのでしょうか。

ここで私は「免疫」という概念を「異物除去システム」とは別の視点で捉える必要性について提案したいと思います。確かに「免疫」とは「異物除去システム」を含む概念ではありますが、俗に言う「免疫が高い」という状態は、「異物除去システムが大きく駆動されている」という状態だと考えてしまうと先ほどの矛盾が説明できなくなってしまいます。そうではなくて、「免疫が高い」状態というのは「発炎反応と終炎反応のバランスがとれている状態」だと再解釈する必要があると考えます。結論から言えば、このように再解釈することで前述の2つの矛盾は解消できると思っています。

「発炎反応」と「終炎反応」というのは、完全に私の造語です。この言葉をおくことで「免疫」に関して現実に起こっている事象を矛盾なく説明できるようになるので、引き続きこの言葉を使って説明させて頂きます。まず「発炎反応」とは「炎症を発生させる方に働きかけるシステム全体」のことで、先ほど挙げました白血球はこちらの「発炎反応」を構成する要素の1つです。また「終炎反応」とは「炎症を終わらせる方に働きかけるシステム全体」のことです。起こった「炎症」は勝手に鎮まるわけではなく、この「終炎反応」

というしくみが適切に駆動されることによって収束すると考えます。具体的にはストレスホルモンと総称される物質、特に副腎という臓器から分泌されるコルチゾールというホルモンが「終炎反応」において主要な役割を果たしていると考えられます。

ポイントは「発炎反応」も「終炎反応」も、ともに人体の内部因子によって構成されているということです。両者の反応を制御する中枢が共通していれば「発炎反応＝終炎反応」という状態が作れても不思議ではありません。一方で、「発炎反応」を構成する内部因子と「終炎反応」を構成する内部因子は物質的に異なっているので、何らかの原因でどちらかのしくみだけが過剰に活性化するという状況も起こりうるはずです。「発炎反応＝終炎反応」となっている限り人体は安定しますが、「発炎反応∨終炎反応」となると、あるいは「発炎反応∧終炎反応」となると、人体は不安定な状態におかれると理解することができます。

例えば、「発炎反応」を構成する「白血球」が何らかの原因で過剰に働いてしまう状況を考えてみます。その場合、自身の副腎によって駆動される「終炎反応」が相対的に不十分となり、結果的に「炎症」が必要以上に起こり続ける状態に至ってしまいます。この「発熱反応」と「終炎反応」の不均衡が「発熱」として観察される、と考えることができます。「終炎反応」が強すぎる状態、たとえば、先ほど述べた「ステロイド」という薬が過剰に投与されているような状況を考えてみます。「ステロイド」は「終炎反応」の要であるコルチゾールというホルモンを製剤化したものです。この薬の投与量が過剰になれば「発炎反応く終炎反応」という状況が理論上起こりえます。「ステロイド」は「炎症」を抑える働きが強い代わりに、副作用が多岐にわたることでも知られている薬でもあります。

長く投与されていたり、多く投与されていたりすると、血圧上昇、血糖値上昇、眼圧上昇、食欲亢進、精神興奮などの様々な「症状」が出現します。これらの「症状」は、本来であれば困難を克服するのに有利に働くはずの身体反応ですが、そうした反応が過剰に起こることで皮肉なことにかえって身体が不安定となってしまいます。

一方で、「ステロイド」によって抑えられる「炎症」というのは異物除去システムが駆動している兆候でした。これが過剰に抑えられるということは、異物がまだそこにいたとしても無理矢理「炎症」を収束させてしまう状況を生み出します。そして、もしその異物が自律増殖できる「細菌」である場合は、「細菌」の増殖が大きくなれば、その程度に応じて異物除去システムが再び刺激されていきます。その結果、「発炎反応」と「終炎反応」のバランスが再び「発炎反応＞終炎反応」へ向かって崩れていくことになります。

例えば、「細菌」が血流を介して全身に広がってしまうと、血管内にいる白血球と直接接触する機会が増えることで、非常に強く「発炎反応」が駆動されてしまいます。そうなると「発炎反応＞終炎反応」の状態に陥って、その結果の一部として「免疫」が低下しているはずの「ステロイド」の服用者が強い「発熱」をきたすという状況につながってしまうというわけです。

さて「白血球と直接接触する機会が増えて強い発炎反応が駆動される」と書きましたが、奇怪なことに「そこに異物がいないにも関わらず白血球が過剰に働く」という状況も実は理論上起こりえます。その理由を理解する助けになるのが、自律神経と白血球との関わりです。免疫学者として名高く、２０１６年に惜しまれながら亡くなられた医師で免疫学者の安保徹先生は、自律神経の交感神経が刺激された時には白血球の中の顆粒球が優位となり、副交感神経が刺激された時には白血球の中のリンパ球優位になるという基礎的な事実を自身の研究で明らかにされました。

第三章で見てきましたように、自律神経には「ストレス」によって交感神経が刺激され、その交感神経が過剰に刺激され続けることで過剰な緊張状態となり、その緊張状態が保てなくなると今度はその反動で、過剰に副交感神経が刺激される状態が引き起こされるというしくみがあります。安保先生の理論と第三章での考察を組み合わせると、「ストレス」がかかり続けることで、「そこに異物がいないにも関わらず、白血球が過剰に働き続ける」という現象が起こりうることになります。そう考えると、「感染症」という病態にも「ストレス」の存在が密接に関わっているという構造を理解することができるのではないでしょうか。

以上を踏まえると「発炎反応∨終炎反応」の状況の時に、発炎のきっかけの一つである「異物（細菌）」の量を「抗生物質」で減らしていけば、確かに過剰な発炎反応のきっかけとなる異物と白血球の接触機会を減らし、「発炎反応」が高まる速度を遅らせることで、「発炎反応＝終炎反応」に近づけて状態を安定化させることができます。現代医療の中で「感染症」に対して「抗生物質」を使用して治療効果が得られているケースでは、実際には身体の中でそういうことが起こっていると考えることもできるのではないかと思います。

しかしこの状況において、「細菌」は常に「感染症」の主たる原因だと断言できるでしょうか。確かに「細菌」と接触することがきっかけとなって「過剰な発炎反応」が引き起こされているとは言えるかもしれません。そういう意味では「細菌」が「感染症」の原因だと言えなくもありません。しかし実際には「細菌」と接触した人が全員「感染症」を発症するわけではなくて、「発炎反応」と「終炎反応」のバランスが崩れている背景があって、しかもそれが「細菌」との接触とは全く別の「ストレス」が過剰となっている状況も加味されて引き起こされているものだと考えると、どうでしょうか。必ずしも「細菌」だけが原因ということにはならず、「発炎反応と終炎反応のバランスの悪さ」も十分に原因の一端を担っていることになるのではないでしょうか。

ちょうど「騙す人」だけではなく、「騙される人」もいないと「詐欺」が成立しないという話の構造と似ていると思います。「細菌」だけが「感染症」の原因だとする考えは、まるで「騙す人」だけが「詐欺」の原因だと言っているのと同じような話であるように聞こえます。たとえ「騙す人（細菌）」がいたとしても、接する側の人のリテラシー（発炎反応と終炎反応のバランス）が保たれていれば、「詐欺（感染症）」は成立しないのです。勿論、そもそも「騙す人」が悪いという考えも理解はできますが、残念ながら「騙す人（細菌）」を完全になくすことは現実的には不可能だと思います。そうすると「詐欺（感染症）」をなくすためには、「騙す人（細菌）」をいなくするアプローチ（抗生物質）だけでは不十分だ、ということになってくるのではないでしょうか。考えてみれば、感染症の専門家が主導する感染対策は、マスクにしても、消毒にしても、距離をとることにしても、すべて「騙す人（細菌）」をいなくする発想ばかりです。「騙す人（細菌）」をいなくするアプローチだけに頼っていると、回り回って自分を苦しめること（腸内細菌の撹乱、細菌の耐性化など）にもつながりかねません。

「免疫が低い」の本質的な意味が、「発炎反応と終炎反応のバランスが乱れた状態」だということになれば、高齢で免疫が下がった人で「発熱（高熱）」になる理由にも説明がつくと思います。バランスが崩れているからこそ、本来必要である以上に強い「発熱（発炎反応）」を引き起こしてしまうからです。

一方で、実際の臨床の中では、同じ「感染症」であっても非常に重症の人や終末期の段階にあると「発熱」も出ない状態が観察されることもあります。これは「発炎反応」と「終炎反応」のバランスの乱れが極限に達して、「発炎反応」というシステムが「不可逆的な消耗疲弊」に陥ってしまった状態だとみることもできます。

逆に「感染症」で、まだ「発熱」が出ている状態であれば、それは「発炎反応」システムが「過剰適応」の段階にあることの傍証であって、まだ「不可逆的な消耗疲弊」には至っていない、と解釈することもできるでしょう。その状態が続いて「発炎反応」システムを酷使し続ける結果、末期状態にまで至るともはや「発熱」さえ出すこともできない「発炎反応」システムの「不可逆的な消耗疲弊」状態に至ってしまうという連続的な流れがあると思うのです。

そう考えると、「感染症」でさえ「過剰適応」と「消耗疲弊」の組み合わせで理解できるわけですし、何らかのストレスがかかり続けて「過剰適応」になるからこそ「発炎反応と終炎反応のバランスが乱れてくる」というわけです。「細菌」だけが原因と考えてしまうと、どうしても「細菌」を除去したり、殺菌したりという発想ばかりに行きがちです。しかし「細菌」は善玉菌、悪玉菌に関わらず、どちらにしても常に常在細菌叢の中に存在し続けていることを踏まえますと、「細菌」の除去はそこそこにして、もっとやるべきことは「発炎反応」と「終炎反応」のバランスを整える、広い意味での「ストレスマネジメント」ということになるのではないでしょうか。そして「ストレス」がかかったとしても「発炎反応」と「終炎反応」のバランスがさほど乱されない状態こそ、真の「免疫が高い」状態だと私は思うのです。

◉ウイルスは自己と他者（異物）の中間体である

さて「感染症」と言えば、もう一つどうしても考えなければならない対象があります。それは「ウイルス」という存在そのものについてです。

そもそも「ウイルス」の大きさはざっくり言って「細菌」の10分の1くらいです。また「ウイルス」は、どのウイルスであっても基本的に「遺伝子（DNAかRNA）+タンパク質」で構成されています。「ウイルス」は動物や植物に感染することで増殖し、自らの遺伝子を増やすという活動を行うと考えられています。その過程で「細菌」と同じように「感染症」を引き起こす「病原体」の一つであると、従来医学の常識では解釈されています。病原性のある「ウイルス」と接触することで「免疫」という異物除去システムが駆動され、そのシステムがうまく働かない場合には「細菌」と同じように「感染症」が引き起こされるというわけです。

そのように大きさや構造の違いはさておき、そのふるまい方は「細菌」とよく似ていますが、実は「ウイルス」と「細菌」には一つ決定的な違いがあります。それは「ウイルス」は「他者の生きた細胞に感染していないと増殖することができない」という点です。「細菌」は水や栄養さえ周りにあれば自分だけでも生きていくことができる独立した生物です。ところが「ウイルス」はそこに水や栄養があっても自分だけでは生きていくことができません。「ウイルス」が生きるためには必ず「生きた細胞」に感染していることが必須条件となります。なぜならば増殖するための材料が「ウイルス」だけでは足りないからです。

さらに言えば、異物除去のために人間側の「免疫」システムが働く際にも、相手が「細菌」か「ウイルス」かによって起こってくる現象が変わってきます。「細菌」が相手の時は、白血球の中の「顆粒球」と呼ばれる細胞がメインで働くのに対して、「ウイルス」が相手の時は白血球の中の「リンパ球」と呼ばれる細胞がメインで働くと言われています。いずれも最終的に「異物を除去する」という目的を成し遂げるという点では共通していますが、「顆粒球」は「細菌」を貪食して消化酵素で分解するという対処の仕方をするのに対して、「リンパ球」の異物除去の仕方は後述するようにもっと複雑です。同じ「病原体」でありながら、「細菌」と「ウイルス」では、大きさは違うものの同じ「病原体」だとは思えないくらいに、まるで別の方法を使って対処しているのです。

そんな「ウイルス」ですが、単に「病原体」だと理解してしまうと不自然なところがいくつかあります。まずは「潜伏感染」と呼ばれる状態があることです。「潜伏感染」というのは「ウイルス」にのみ認められる特徴で、「ウイルスが感染し続けているけれど、病気（症状）を発症していない状態」のことです。「細菌」が常在細菌叢として存在しているけれど悪さをしていない「定着」と呼ばれる状態に似ていますが、「定着」の場合は厳密には感染しているとは言いません。文字通りそこにいるだけの状態が「定着」です。しかし「ウイルス」の場合は紛れもなく細胞の中に感染しているけれど、なぜか「症状」を出していない状態がある、それが「潜伏感染」だということです。

普通「病原体」が感染しているのであれば、その「病原体」を排除するために異物除去システムが駆動され、それに伴って発生する「炎症」によって何らかの症状が出現しそうなものなのに、「潜伏感染」する「ウイルス」に関しては、細胞の中にい続けているにも関わらず、なぜか「免疫」の働きに全く攻撃されないのです。

この「潜伏感染」または「持続感染（キャリア）」と呼ばれる状態は、ヘルペスウイルス、B型肝炎ウイルス、ヒトパピローマウイルス、ヒトT細胞白血病ウイルス1型（HTLV－1）などの特定のウイルスのみで確認されています。ただ、さらに不思議なことに、いついかなる場合であっても攻撃されないというわけでもなく、感染されている側の人間の「免疫」状態が低下すると、それまでおとなしく「潜伏感染」していたはずの「ウイルス」がなぜか再活性化して「症状」を現すようになるのです。

なぜ、「免疫が高い」状態の時に、「潜伏感染」している「ウイルス」を攻撃しないのでしょうか。いや、むしろ「免疫が高い」時にこそ「ウイルス」を排除しておいて然るべきではないでしょうか。この理由は既存医学の常識では、「潜伏感染」する側のウイルスに巧妙な生存戦略があるからだと説明されています。しかし、先ほど考察したように、「免疫が低い」状態とは、「発炎反応と終炎反応のバランスが乱れている」状態を意味するという視点で考え直してみます。「免疫が低い」状態、すなわち「発炎反応」が高い時というのはむしろ「異物」に対する人体の攻撃性が高まっているような状況です。だとしたら「ウイルス」はそのまま「潜伏感染」しておけばよいものを、そのような攻撃されやすい状況の時に、わざわざ自分から再活性化までして、どうして自身を危機にさらしてしまうのでしょうか。「ウイルス」側の巧妙な生存戦略であるにしては、あまりにも無謀な戦略だと思わざるを得ません。なぜそのまま巧妙に「潜伏感染」し続けておかないのでしょうか。この「潜伏感染」する「ウイルス」の奇妙な挙動は、「ウイルス」を「細菌」と同様の「病原体」として理解するには不自然なものです。

「ウイルス」を「病原体」として捉えるのに不自然なことはまだあります。従来医学によれば「ウイルス」が細胞内に感染し自らを増殖させるための過程は、基本的に以下の7つのステップで成り立っていると言われています。

①吸着⇩②侵入⇩③膜融合⇩④脱殻⇩⑤転写・複製⇩⑥出芽⇩⑦放出

例えば①の「吸着」というプロセスは、細胞内に入り込む際の最初のステップで、細胞側の表面に「レセプター（受容体）」と呼ばれるウイルス表面の特定成分と対応する物質があってこそ初めて行うことができます。どの細胞であっても好き勝手に入り込むことができるわけではなく、そのレセプターがなければそもそもウイルスは細胞内に侵入することができないのです。ところでなぜ「病原体」である「ウイルス」にとって都合のよいそんな物質が、まるであらかじめ招待されていたかのごとく人体の細胞表面に準備されているのでしょうか。同じ病原体である「細菌」にはそのような都合の良い物質は準備されていないのに、です。それだけではありません。その後の②侵入から⑦放出まで、すべてのプロセスは複雑な分子生物学的なメカニズムを介して起こっていますが、どれも人間の細胞側の協力がないと成立しないものばかりなのです。

不自然なことはまだあります。「ウイルス」によって引き起こされる「ウイルス感染症」

では、どれだけ重症化したとしても「ウイルス」の塊が可視化されることはありません。「細菌」の場合は、大体1ミクロン（1ミリの1000分の1）という非常に小さな生物ですが、重症例になってくると増殖に増殖を重ねて、主たる感染部位を中心に「細菌」の塊（死骸を含む）が、いわゆる「膿」として目に見える形で現れることがあります。

「ウイルス」は「細菌」よりもさらに小さくて、細菌の10分の1の0・1ミクロンという大きさではありますが、「細菌」よりもはるかに増殖速度が速いと言われています。そうであるならば「細菌感染症」と同様に、「ウイルス感染症」の重症例では、感染部位から増殖に増殖を重ねた「ウイルス」の塊が死骸を含めて見えてきても不思議ではないように思います。でも、そのようなウイルスの塊が見られたケースは世界で一例も報告されていません。

このため、どれだけ重症例であったとしても「ウイルス」の存在を確認するには、「ウイルス」を構成するタンパク質成分の一部（抗原）があるかどうかを調べたり、ウイルスの遺伝子の一部をPCR検査と呼ばれる特殊な検査で調べたり、あるいは「ウイルス」を認識する特定の「抗体」の存在を調べるなど間接的に確認していくしか方法がないのです。何か変ではないでしょうか。

もっと言えば、「ウイルス感染症」の場合、基本的に主たる「感染巣」がはっきりしません。「感染巣」というのは最も「炎症」が強く起こっている場所のことで、「病原体」が侵入したであろう部位だと考えられています。「細菌感染症」の場合は、例えば喉の左側だけが真っ赤で腫れていれば、おそらくそこから細菌が入り込んだのであろうという形で「感染巣」を推定できることが多いです。しかし「ウイルス感染症」の場合は、その「感染巣」がなぜかわかりません。例えば喉に炎症があることはわかっても、喉全体が満遍なく赤くなっているので、具体的に喉のどの辺りから「ウイルス」が侵入したのかが全くわからないのです。たとえ「ウイルス」による激しい肺炎があったとしても、肺全体に肺炎像が広がっていることがほとんどで、やはり「感染巣」はわかりません。仮にもし「感染巣」がわかる場合は、「ウイルス」と「細菌」の同時感染を考えるのが現代医学でのセオリーとなっています。

これらの現象はすべて「ウイルス」が「細菌」と同じような「病原体」だと理解すると、つじつまが合わないことばかりです。しかし、次のように考えるとすべてのつじつまが合ってくると私は考えています。それは「**ウイルスには自己（細胞）的な要素がある**」ということです。言い換えれば「ウイルスは自己と他者（非自己）の中間体である」という仮説です。

「ウイルス」に「自己」的な要素があると仮定すると、「潜伏感染」という現象にも、感染から増殖・放出までの7つのプロセスの都合の良さにも、説明がつけやすくなります。「ウイルス」は「自己」的な存在であるが故に、感染先の「自己細胞」と共通する要素があり、細胞の中に組み込まれ、攻撃されることなくその場で過ごすことができるというわけです。

また重症例で「ウイルス」の塊が見られないのも、「ウイルス」が感染することは「自己細胞」に「ウイルス」の遺伝子が組み込まれて一体化した状態だと考えれば説明できます。「ウイルス」は外に放出されるのではなく、「自己細胞」とセットで増殖することになるので、いつまで経っても「ウイルス」の塊は見えてこないのです。さらに、そもそも重症化という現象は「ウイルス」の数が増えて起こっている訳ではなく、あくまでも「自己細胞」の「過剰適応」や「消耗疲弊」の現れとして起こっていると考えれば、「ウイルス」を「塊」として検知することができないのも当然の話です。

もう一つ、「ウイルス」の「自己」的な要素に注目するとしっくりくることがあります。重症の「ウイルス感染症」の治療に「ステロイド」という薬が使われて有効性を示すことがあるという事実があります。先程述べたように「ステロイド」という薬は「ストレス」に対抗する働きをもたらすストレスホルモンを製剤化したもので、同時に異物除去反応のプロセスで起こる「炎症」を強力に抑える働きを持つ「終炎反応」の要となる物質です。

したがって「炎症」を抑えるのに「ステロイド」を使うことは極めて有効な手段ですが、裏を返せば「ステロイド」が多すぎれば「異物」を除去できなくなるというジレンマがあります。実際、ステロイドを使用しすぎると「細菌」による感染症は重症化してしまう傾向があります。「ステロイド」によって異物を除去する力が弱まり、「細菌」という「非自己」の増殖が抑えられなくなっていくからです。

しかし「ウイルス」による「ウイルス感染症」の場合は、ステロイドを使って病状が悪化するどころか、むしろ最後の砦的な役割をもつ救命手段として、重症例に対して貴重な治療効果をもたらすことが多いです。こうした観測事実は「ウイルス」が「細菌」と同じような「病原体」であると解釈していると全く説明がつかない現象です。しかし、「ウイルス」が「自己」的な要素を持つ存在だとすれば、「自己」システムのオーバーヒート（過剰適応）を抑える働きを持つ「ステロイド」が「ウイルス感染症」の治療として有効であるという説明が理にかなうわけです。

ただ、ウイルスが完全に「自己」そのものだと考えてしまうと、これはこれで矛盾を生じます。その矛盾の代表例としては、「特定のウイルス感染症に効果がある抗ウイルス薬が存在する」という事実があります。もしも「ウイルス」が「自己」そのものであれば、「ウイルス」を攻撃することは「自己」そのものを攻撃することを意味します。それゆえ「抗ウイルス薬」は原理的に作れないし、使うと副作用だらけになる恐れがあります。しかし実際には「抗ウイルス薬」を使用することで一部の「ウイルス感染症」を治療することができています。特にC型肝炎ウイルスに至ってはウイルス遺伝子ゼロの状態を「抗ウイルス薬」によって達成することさえでき、C型肝炎に対する標準的な治療法として確立し、成果を挙げているように思います。この事実は「ウイルス」は完全な「自己」の一部ではなく、「他者（非自己）」的な要素もあることを示しています。

一方で「ウイルス」の種類によって「自己」的なウイルスなのか「他者」的なウイルスなのかが決まっているのかと言われたら、そうとも言い切れません。例えばヘルペスウイルスは、「抗ウイルス薬」があるウイルスの代表格ですが、一方で先ほど述べたように「潜伏感染」するウイルスでもあります。「潜伏感染」できるということは、その時点では細胞はウイルスを「自己」的に捉えているということです。

しかしひとたび人間側の「免疫」が乱れると、「ウイルス」は再活性化し、いわゆる「ヘルペスウイルス感染症」の状態が発生します。この状態でヘルペスウイルスに対する「抗ウイルス薬」を使用すると、先ほどまでは「自己細胞」と同化する「潜伏感染」をして攻撃されることのなかった「ウイルス」を、あたかも「病原体」のようにみなして、攻撃し治療することができるようになります。この時点では少なくともヘルペスウイルスには「他者」的な要素もあることになります。

つまり「**ウイルスには自己的な要素と他者的な要素とがあり、感染されている人側の免疫状態によって、相手のウイルスがどちらの要素で認識されるかが変わってくる**」という可能性が考えられます。そう考えると、「細菌」と同様に、「ウイルス」も「自己」との接触そのものは「感染症」が起こるきっかけにはなるものの、感染される側の「自己」の状態如何によって、相手がただそこにいるだけの「自己」的な存在になるのか、それとも一生懸命攻撃すべき「他者（非自己）」的な存在になるのか、運命が変わってくるという構造が見えてきます。

◉何が「自己」を「他者」だと誤認させているのか

「ウイルス」を単なる「病原体」とみなすと、現実に起こっている多くの事実と矛盾することがわかって頂けたと思います。そしてその矛盾は「ウイルス」が「自己」と「他者」との中間的な存在であると再解釈することで解消できるというわけです。それならば「ウイルス」には是非とも「自己」的な存在でい続けてもらい、いつまでもただそこにいるだけの存在として共存していきたいですよね。しかし現実問題としてそのようにはならずに、「ウイルス感染症」が至るところで発生しているということは、残念ながら「自己」的な存在から「他者」的な存在へと「ウイルス」に対する認識を変えさせる何らかの要素が存在し続けていることになります。では、「自己」的なウイルスを「他者」的なウイルスだと認識させてしまうその要素とは、一体何なのでしょうか。

答えは大きく2つに集約できると私は考えています。一つは「異物」と認識されるものが連続的に入り続ける環境、もう一つは「異物」を除去しようというシステムが持続的に駆動され続けることです。二つとも「同じことではないか」と思われるかもしれません。例えば加工食品を食べ続けることで、添加物という形で「異物」が入り続ければ自ずと「異物」除去システムも駆動され続けることでしょう。あるいは「水俣病」のように汚染した工業用排水の混ざった生活用水や魚介類を日々摂取し続けることで、重金属という本来であれば微量しか摂取し得ないはずの「異物」が入り続ける状況でも、同じように「異物」除去システムが駆動され続けるのは必然です。

それらはいずれも「病気」というよりもむしろ、「異物」除去システムが正当に駆動され続けてしかるべき環境です。この場合に是正すべきは、自分の身体よりも「異物」が過剰に流入する環境そのものの方だと思います。しかし、そんな「異物がある環境」よりも問題なのは、繰り返すようですが、「異物」はそんなに入っていないのに、「異物」を除去する反応が過剰に起こり続けてしまう状況の方です。そしてそのような不思議な状況をもたらすことのできる要素は論理的に考えて「精神的ストレス」しか考えられません。中でも特に不安・恐怖などの「精神的ストレス」が、その認識のしにくさという点において最も重要な存在です。

厄介なのは、多くの場合、「精神的ストレス」がかかっていることに自分ではなかなか気づかないことです。その結果、本当はストレスがかかり続けているにもかかわらず、それに気づくことはなく、ささいな「異物」との接触を契機に「リンパ球」の活動が活性化し、他者への攻撃性が高まってしまいます。「異物」は最初の火をつけただけで、以後はほとんど「異物」として関係していないにも関わらず、「異物」除去システムが持続的に駆動され続けてしまうという皮肉な状況が生み出されてしまいます。この状況では仮に「異物」を取り除いたとしても、「異物」除去システムの過剰駆動が治まることはありません。

ただ一方で「ウイルス」に関して言えば、「自己」と「他者」の中間的な存在であるが故に、「ウイルス」と接触したときに「自己」が攻撃されるかどうかは自分次第ということになるように思います。「ウイルス」は誰にとっても明確な「異物」になるわけではないからです。自分の中に「異物」除去システムを刺激するような持続的な「ストレス」があって、「免疫（力）の低下」、すなわち「発炎反応と終炎反応のバランスの乱れ」が起こっていれば、「ウイルス」との接触で「自己」を攻撃する流れが進行してしまうかもしれません。逆に、精神面が安定しており、「異物」除去システムが必要最小限しか刺激されない状況であれば、たとえ「ウイルス」と接触しても「潜伏感染」とか「持続感染」という形を取りながら「ウイルス」と共生できるようになるのかもしれません。

したがって、「ウイルス感染症」が重症化するかどうかの鍵を握っているのは「ウイルス」側の毒性ではなく、人間側のシステムが適切にバランスよく働いているかどうかに関わっているという発想が生まれます。もっと言えば、「ウイルス」よりも「異物」寄りの存在である「細菌」でさえ、常在菌という形で共存できている事実も踏まえれば、人間側のシステムが安定していれば少々の他者性があってもうまく共存していくことのできる包摂性を私たちは備えているのかもしれません。現代医学が成功体験を得た「細菌」や「ウイルス」が病気（感染症）の原因であるという考えを「病原体病因論」と呼ぶならば、この私の考えは「宿主病因論」とでも呼ぶべきかもしれません。「宿主」とは病原体が感染する相手側の生物のことで、多くの場合は人間を意味しています。「宿主病因論」とはすなわち、人間側の状態が病気の発症にかかわるということ、もっと言えば「病気」とは、人間の状態変化の一つであり、その変化には必ず意味があるという視点で、「病気」とその整え方を考えていくことができるスタンスを意味します。

この「宿主病因論」で医学全体を見直すことには大きなメリットがあると私は考えています。そのことについて語る前に「ウイルス感染症」を「宿主病因論」で捉え直す場合、もう一つ解決しておくべき大きな課題があります。それは「ワクチン」についてです。「ワクチン」は「病原体が病気の原因である」という「病原体病因論」の設定で考え出された「病気」の予防法です。この「ワクチン」を「宿主病因論」の視点で捉え直すとどうなるのでしょうか。次章ではその点について語ってみたいと思います。

コラム

がんとウイルスの共通性

「がんとウイルスには似ているところがある」と言うとみなさんはどう思われるでしょうか。確かに「がん」も「ウイルス」も、病気をもたらす憎き敵という意味では似ているかもしれませんが、それぞれは全くと言っていいほど特徴の異なる存在ですよね。「がん」には手術や抗がん剤で立ち向かうし、「ウイルス」には抗ウイルス薬や次章で詳しくみる「ワクチン」で立ち向かう、だから両者は全然違うものだ、というのが大方の医療者の意見ではないかと思います。ただ、この本では従来医学とは異なる見方で「がん」や「ウイルス」というものについてそれぞれ考えてきました。実はここまでの話を整理すると、「がん」と「ウイルス」は非常に似ている存在だという考えが浮かんでくると思います。

端的に言えば、「がんもウイルスも、自己と非自己の中間的な存在である」という点ですごく似ているのです。「がん」はもともと自分自身の細胞が変化したものだ、という見方は第一章で繰り返し述べてきました。でも「がん」はいつまでも自分と近い存在でい続けるわけではなく、「がん化」が進めばどんどん自分とはかけ離れたものへと変化していきます。無秩序で個性の乏しい「細胞」というよりは、もはや単なる増殖する何かの塊のようなものへと変化していくようにも見えます。

一方の「ウイルス」はどんな存在かと言いますと、自分とは離れているように見えていたものの中に、実は自分の要素が含まれていたといった感じです。自分の状態が落ち着いていればまるで自分と同化するようにふるまうし、逆に自分の状態が乱れていると敵のようにふるまうという自分の状態如何によって変化していくような存在です。

つまり「がん」も「ウイルス」も、同じ「自己と非自己の中間的存在」なのだけれど、「がん」は自己と思っていたものが程度の差こそあれど非自己化している対象、「ウイルス」は自己的な要素がありながらも同時に非自己的要素もあるがゆえに非自己化しうる対象、というふうに違うとまとめることができます。

もう一つ大きな共通点として、「身体のシステムが乱れた時（過剰適応状態）には、がんもウイルスも敵にしか見えなくなる」ということがあると私は思います。これは最初に申し上げた、現代医療の「がん」と「ウイルス」に対する見方に立ち返ればわかると思います。現代医療は「がん」も「ウイルス」も敵だと捉えているからこそ、相手に「自己」的要素があるにも関わらず、抗がん剤や抗ウイルス薬などで一斉に撲滅しようという治療戦略をとっていると解釈することができます。

ところで、ある種の「ウイルス」は「がん」を引き起こすと言われています。例えばB型肝炎ウイルスやC型肝炎ウイルスは肝臓がんの、ヒトパピローマウイルス（HPV）というウイルスは子宮頸がんの原因になると考えられています。B型肝炎ウイルスやC型肝炎ウイルスには有効な抗ウイルス薬があり、HPVには感染を未然に予防する「ワクチン」が開発されています。それぞれ「ウイルス」を叩いたり、「ウイルス」の感染を防いだりするという目的があると思います。しかし「がん」と「ウイルス」に「自己」的な要素があるという共通点に注目すると、そうした対処とは別の対応策が見えてきます。

「ウイルス」感染によって「がん」になるというのはどういう状況でしょうか。まず最初に「自己の身体のシステムが乱れている状態」にあるというところから考えてみましょう。システムが乱れている時に「自己と非自己の中間体」である「ウイルス」と遭遇すれば、それは相手を「敵（非自己）」だとみなすはずです。そして「敵」だとみなせば自身のシステムが異物を排除するように働きかけます。そしてそのような攻撃体制を取り続けることで糖代謝が過剰に駆動され、自己細胞が「がん化」するという形態変化が次第に起こっていきます。

つまり一連の流れの上流には「身体のシステムが乱れている」という状態があるわけです。ところが、この上流が見えていないと、まるで「ウイルス」が「がん」を生み出しているかのように見えてしまうのではないかと思うのです。

大事なポイントは「ウイルス」にしても「がん」にしても、自分の状態と連動しているということを認識できるかどうかだと私は考えています。自分の心身の状態が乱れていることが、「ウイルス」を病原体のようにふるまわせ、「自己細胞」をがん化させることにつながっているのであれば、本当に行わなければならない対処は「抗がん剤」や「抗ウイルス剤」を使って目の前にある「敵」を攻撃することではないのかもしれません。そもそも自分のシステムを落ち着かせることができるのだとすれば、「ウイルス」も「がん」も攻撃せずとも共存し、暴走させずに済むのではないでしょうか。そこの可能性を追求していくのが、本書で目指す医療のあり方です。

逆に言えば「ウイルスががんの原因だ」という考えは「病原体」が病気を起こすという「病原体病因論」に立脚した考え方だと言えます。「ウイルスががんの原因だ」というのは、誰においても当てはまる普遍的な事実ではなく、それが成立するための条件が整っている時だけしか成立しない再現性の乏しい現象であると私は思います。

仮に、「がん」の原因だと誤認されうる「ウイルス」がそこにいたとしても、細胞ががん化するような身体の状況が引き起こされなければ、「ウイルス」がそこに常在するという状況が続くだけではないかと思うのです。ただそこにいるだけの無害な「ウイルス」を攻撃して、ましてやまだ見ぬ「がん」を予防するために「ワクチン」を打ったり、「がん」を目の前から消すために全身のシステムを乱したりするような「抗がん剤」を用いることは、身体のシステムを整えようとすることに対して本末転倒な対処法だとも言えるのではないでしょうか。

そして「ウイルスががんの原因だ」というのが成立しているように見せかける条件というのが、自分の身体のシステムが乱れていることです。言い換えれば、ここまで述べてきた「過剰適応」「消耗疲弊」へとシステムを酷使させていくことです。

何がシステムを「過剰適応」「消耗疲弊」へと導いているのかを考え、システムを整えることに専心すれば、「抗がん剤」「抗ウイルス剤」による弊害を伴う治療に必ずしも誘導されなくて済むのではないかと私は思っています。その方が、「がん」にとっても「ウイルス」にとっても、また「その人自身」にとっても、互いに共存し合うことのできる状況を作ることができるのではないでしょうか。そんな考え方が医療の新しい常識となっていく世界を、私は本気で目指しています。

第六章　ワクチンを見直す

◉ワクチンとはそもそも何なのか

２０２０年に突如として出現した「新型コロナウイルス感染症（ＣＯＶＩＤ－19）」、通称「コロナ」と呼ばれる新しい感染症の登場によって「コロナ禍」と呼ばれる時代に突入し、人々がこれに不安や恐怖を抱き続ける中、２０２１年に入り、まるで救世主のように颯爽と登場したのが「コロナワクチン」でした。

「コロナワクチン」は、人への臨床応用が人類初となる「遺伝子ワクチン」が導入されるとあって当初から非常に注目されていたと思います。鳴り物入りで登場したこの「遺伝子ワクチン」は、製薬会社が発表した臨床試験での有効率は概ね94－95％だということで、これを強く推奨する感染症専門家の後押しもあって、多くの人々が結果的にこの「コロナワクチン」を少なくとも2回以上接種するという流れが現実のものとなりました。

しかし、その期待もむなしく残念ながら、世界中のどの国でも、この「コロナワクチン」をほとんどの国民が2回以上接種することだけによって、「コロナ禍」が終息することは結局ありませんでした。むしろ、ただ一つの例外もなく「コロナワクチン」の接種後にさらなる感染者数の増加を認めてしまっていました。その理由は一般的には元の「ウイルス」が変異して「変異株」となったせいだと説明されていますが、どこか違和感をおぼえる説明です。私の知る限り、今までにも様々な「ウイルス」に対する「ワクチン」が開発され実際に何十年も使用されてきた中で、「変異株のせい」という理由で「ワクチン」が効かないとされたことはほとんどなかったように思います。

はたして「ワクチン」が効かなかったのは、本当に「変異株」のせいだったのでしょうか。そもそも「ワクチン」とは如何なるものなのでしょうか。ここでは前章で取り扱った「感染症」の概念と切っても切り離せない関係にある「ワクチン」のことを抜本的に考え直してみたいと思います。

そもそも「ワクチン」とは、一言で表せば「特定の異物に対する抗体を前もって作らせておくことで、その異物によって起こる感染症の発症を予防するための薬」のことです。「抗体」というのは前章でも触れましたように「リンパ球」という血液細胞が産生する、異物を認識して攻撃するとされているタンパク質です。産生された「抗体」は異物と結合し、別の血液細胞と連携することでその異物を処理していると考えられています。ただ不思議なことに、どんな異物に対しても「抗体」が作られるというわけではなく、主に「抗体」が認識する異物というのは「ウイルス」くらいの小さなものが対象です。

元々「ワクチン」には大きく分けて「生ワクチン」と「不活化ワクチン」の2種類がありました。「生ワクチン」は、生きたウイルス（増殖活性があるウイルス）を弱毒化させたものを「ワクチン」として使います。また「不活化ワクチン」は、生きたウイルスそのものではなくウイルスの一部の構造物だけを「ワクチン」として使います。他にもトキソイドと呼ばれる細菌の毒素を無毒化した「ワクチン」もありますが、基本的には「不活化ワクチン」と同じような性質だと考えていいでしょう。「生ワクチン」と「不活化ワクチン」、それぞれ一長一短の特徴がありながら、医療において有望な疾患予防対策として積極的に取り入れられてきました。現在でも多くの「ワクチン」が予防医療の施策の中で常識的な感染症対策として定着している実情があるのは皆様もご存知の通りと思います。

そんな中、コロナ禍で初めて「遺伝子ワクチン」なるものが登場しました。「遺伝子ワクチン」の場合、「ワクチン」として注入するものは弱毒化した「ウイルス」でも、「ウイルス」構造物の一部でもありません。その「異物」とは構造的に似ても似つかない「遺伝子情報」を利用するものです。具体的には「mRNA」と呼ばれる物質を使用します。「mRNA」とは、「DNA」という生物の大元の遺伝情報を含む構造物から、最終的に「タンパク質」が合成されていく流れの一つ手前の段階の「遺伝子情報」を含む構造物のことです。その注入した「mRNA」が人間の細胞に到達することで、人間の身体の中でその「異物」、コロナの場合はコロナウイルスの表面にある「スパイクタンパク」と呼ばれる

「タンパク質」が産生されるようになり、それに連動する形で「スパイクタンパク」に対する「抗体」も人体で産生され、結果的にコロナウイルスへの免疫も獲得できるようになるだろうという筋書きとなっています。

「遺伝子情報」を注入すると言っても、「mRNA」は「DNA」のような二重らせん構造をとっていないので不安定な構造物です。「mRNA」を外部から注入すると数分で分解されてしまうと言われています。その不安定な「遺伝子情報」が人間の細胞の中に取り込まれてきちんと読み込まれるようにするためにはひと工夫が必要です。具体的には、「脂質ナノ粒子」と呼ばれる構造物で「mRNA」を包んだり、マイナス70℃以下のディープフリーザで冷凍保管したりするなどの工夫を行う必要があります。あるいは少し難しい話になりますが、「mRNA」を構成する塩基という化合物の一つ、ウリジンを「シュードウリジン」と呼ばれる似た物質に置き換えることで、目的とする「タンパク質」の合成効率を高めるという技術も今回活用されました。ちなみにこの技術を開発したハンガリーの生化学者、カタリン・カリコ氏とアメリカの医師で生物学者のドリュー・ワイスマン氏は、その功績で2023年にノーベル医学生理学賞を受賞しています。いずれにしても

「ｍＲＮＡ」の注入によって目的に「タンパク質」を作らせるために相当人為的な工夫を凝らしていることがわかります。

一方で、一般論として「ワクチン」を新規で開発するとなれば最低でも10年以上の年数がかかるのが今までの常識とされています。しかしその常識を打ち破り、「遺伝子ワクチン」はワクチンの開発から人への応用までの期間をわずか1年半程度に短縮させることができたという点で、登場当初から非常にインパクトがありました。そのインパクトの極めつけは本章冒頭にも触れました「遺伝子ワクチン」の治験結果に示された94－95％という「ワクチン有効率」です。「ワクチン有効率94－95％」と聞くと、一般の方は「ワクチンを打てば94－95％の確率でコロナを予防できる」という意味に受け取ってしまうかもしれませんが、実はそういう意味ではありません。実際には実質的な影響力はもっとずっと少ないことを示す数字なのですが、説明すると複雑になりすぎてしまうので、興味のある方は「ワクチン有効率」とはどういう数字なのか、是非ご自身で調べて確認して頂ければと思います。

ともあれ、結果として、それほどまでの高い有効率を誇るワクチンを使ってもコロナが収束することはありませんでした。医学の叡智の髄を尽くし、専門家もこぞってその有効率を認めたはずの「遺伝子ワクチン」が、その期待に反して感染症を全く制御できなかったという「事実」、このような事態は一体なぜ引き起こされてしまったのでしょうか。

◉宿主病因論で「ワクチン」を捉え直す

今まで見てきたことからもわかるように、「ワクチン」は「病原体が病気を引き起こす」という「病原体病因論」を元に導かれた疾患予防法です。つまり、その病原体を特異的に攻撃することができる「抗体」を産生することで、疾患の発生を防ごうというシナリオで設計されています。

私は前章で「感染症」という病気を、細菌やウイルスなどの「病原体」によって引き起こされているとされる「病原体病因論」ではなく、宿主がその対象をどう捉えるかによってもたらされる「宿主病因論」で捉え直すべきだという視点を提案しました。ということは必然的に「ワクチン」自体も「宿主病因論」の視点で捉え直す必要が出てきます。「ワクチン」は「宿主病因論」の視点で見ると、はたしてどのような物質になるのでしょうか。ここまで説明してきたような「ワクチン」に関する常識的な情報の捉え方を一旦脇におきながら、けれど今までの「ワクチン」に関して判明している「事実」とはあくまでも矛盾することのないように、丁寧に考えてみたいと思います。

「感染症」が「宿主の異物除去反応のオーバーヒート」なのだとすれば、「ワクチン」は宿主に対してどのような影響をもたらすのでしょうか。まず「ワクチン」が「人為的に異物と接触させる行為」であることに疑いの余地はないと思います。となれば「ワクチン」は「感染症と類似する状態を人為的に引き起こす行為だ」という言い方をすることもできるのではないでしょうか。しかしそう解釈すると「ワクチン」は「感染症」の予防どころか、むしろ「感染症」的な状態に近づける行為だということになってしまいます。

従来の「ワクチン」には、「ワクチンの祖」と呼ばれる種痘を生み出した医師ジェンナーの発想がそうであったように、「ワクチン」が対象とする「感染症」よりも軽い、擬似的な

「感染症」に対する異物除去反応を事前に経験させておくという意図があります。その経験を事前にしておくことで実際に「感染症」を引き起こす異物と接触した際に、重篤な異物除去反応のオーバーヒートを起こさずに済ませようというのが「病原体病因論」における「ワクチン」の発想だと思います。ところが問題は、似た物質で異物除去反応を事前に起こしておくことで、次に起こる異物除去反応を本当に軽く済ませることができるのかどうか、ということです。

「宿主病因論」の視点で見ると重篤な反応が起こるかどうかは、まさに「感染症」がそうであったように、「異物」そのものだけによって決まるのではなく、むしろ宿主のシステムの乱れ具合によっても大きく影響されるはずです。たとえば「花粉」のように、通常であればほとんどの人にとっては問題にならない「異物」であっても、人間側のシステムが乱れた状態で接触してしまうと、まるで「感染症」のような異物除去システムのオーバーヒート状態を引き起こしてしまいます。それがまさに「花粉症」と呼ばれる状態だと思います。またもしも「異物」そのものの性質だけで重篤化するかどうかが決定するのであれば、仮に有害な「ワクチン」であったとしても、打った人が全員がもれなく重篤にならなければつじつまが合いません。でも実際には、どの「ワクチン」であっても、「ワクチン」を打った人のほとんどは重篤な副反応を経験せず、あったとしても軽い一時的な副反応だけで済むという全体的傾向を示します。逆に言えば、どの「ワクチン」であっても、重篤な副反応を呈する人の頻度は「ワクチン」の種類によって若干の差こそあれど、全体の中ではごくわずかの割合であるという構造になっています。「感染症」を起こす「異物」だけが、「感染症」の予後を運命づけないのと同じように、「ワクチン」の「異物」だけが、「ワクチン」での副反応が出るかどうかの運命を決定しているわけではないことがわかると思います。

一方で、その「異物」の特徴が駆動される異物除去反応の程度に全く関わらないかと問われたら、そういうわけでもありません。たとえば、一般的に「生ワクチン」の方が「不活化ワクチン」よりも副反応の程度が大きいことも知られています。そこから考えても「異物」自体の何らかの特徴も、どの程度オーバーヒートを起こすのかに関係していることは明らかです。ただあくまでも「異物側の要因だけで全てが決まるわけではない」ということです。一般的に「生ワクチン」は、「天然痘」の撲滅をはじめとして、大きな感染症抑制効果があると考えられています。これだけを見れば、やはり「生ワクチン」のような強い異物除去反応を駆動することができる「異物」には、その見返りとして強い感染症予防効果がもたらされるというシナリオにも一定の説得力があります。

ところがその常識的シナリオにも、今回コロナ禍で初登場した「遺伝子ワクチン」が例外をもたらすことになります。「コロナワクチン」はご存知のように、人間に接種された世界初の「遺伝子ワクチン」でしたが、実際に接種されると、これまでのどの「ワクチン」よりも副反応の程度が大きく出ることがわかってきました。ところが「コロナワクチン」推進の風潮の中で、いつの間にかその副反応の強さが「ワクチンが効いている証拠」だと言われるようになりました。私の知る限り、コロナ禍以前にワクチン接種後の副反応が「ワクチンが効いている証拠」だと評価されることはありませんでした。そんな私の懸念をよそにワクチン接種後に仕事を休んだり、副反応に備えて事前に解熱鎮痛剤を処方してもらっておくことが新たな習慣となることさえ起こってしまいました。

さらに時間が経つと、「コロナワクチン」接種によって心筋炎や血栓症などの、命に関わるような有害事象が、従来ワクチンよりもはるかに高い頻度で起こることも次第にわかってきました。心筋炎が副反応として注目されるに至ったのは、数多くの「ワクチン」のなかでも「種痘」以来のことでした。つまり「遺伝子ワクチン」は「生ワクチン」のような病原体類似の形態をとっていないにも関わらず、「生ワクチン」に匹敵するほどの異物除去システムを駆動する構造があることがわかったわけです。

そして副反応の程度と有効性が相関するという従来の常識がもし正しいのだとすれば、「遺伝子ワクチン」も大きな副反応への見返りとしてコロナを抑え込んでいたとしても不思議ではないはずです。しかし実際には、これほどまでの副反応の大きさにも関わらず、何度も言いますようにコロナは世界中どこの国でも収束していません（人々はコロナをあまり気にしなくはなりましたが）。つまり今回「遺伝子ワクチン」の登場によって初めて、「副反応が強いワクチンは有効性が高い」という従来の常識に沿わないケースが出てきたのです。

となれば二つの可能性が考えられます。一つは「遺伝子ワクチンが実は欠陥ワクチンであった」という可能性、もう一つは、「そもそもワクチンが感染症を予防したという解釈自体が誤解だった」という可能性です。前者の可能性を考えるのが普通の感覚だと思いますが、「宿主病因論」で考えれば、後者の可能性を深掘りする必要があると感じます。なぜなら「感染症」が宿主の異物除去システムのオーバーヒートだとするならば、事前に異物除去反応を刺激しても、余計に異物除去反応を刺激しやすくなることはあっても、理屈の上では「感染症」の発症を防ぐという保証は全くないからです。そう考えると「コロナワクチン」で観察された現象の方がむしろ自然な結果で、「天然痘」や「麻疹」のように「一度かかったら免疫がついて同じ感染症にかかりにくくなる」という従来の「感染症」の常識の方が間違っていた可能性があります。つまり従来の「ワクチン」が効いたとされる「事実」は誤認であり、「ワクチン」が効いたように見えた背景には別の原因があることを見落としている可能性があるということです。少なくともその可能性を念頭に歴史を見直していく価値は十分にあるように思います。

◉全ての「ワクチンが効く」という常識を見直していく

私が「ワクチンが効く」という前提を見直す必要があると感じる大きな根拠の一つに、「ワクチンによって撲滅された感染症は天然痘ただ一つのみ」ということがあります。一般的に「天然痘」の撲滅は、ワクチンの効果を説明する象徴的な出来事として紹介されています。「ワクチン」をしっかり接種すればこれほどまでの効果があるのだから、みんな「天然痘」に続いて「感染症」を撲滅できるよう「ワクチン」を接種していきましょうと言わんばかりです。

しかし逆に言えば、「天然痘」の撲滅から実に40年以上の年月が経過しているにも関わらず、未だに「天然痘」以外の「感染症」は何一つ撲滅することができていません。ポリオという小児麻痺をきたす「ウイルス感染症」が撲滅寸前だと言われてはいるものの、結局はまだ撲滅されていません。しかもポリオが撲滅寸前である一方で、ポリオに似た「弛緩性麻痺」と呼ばれる患者数は増えているという状況さえあります。そうなると本当に撲滅されているのか、もしかしたら別の病気だと認識しているだけで実数は減っていないのではないかという疑問も拭えません。またその撲滅されたとされている「天然痘」でさえ、2022年になって「サル痘（エムポックス）」という「天然痘」に似た「ウイルス感染症」が増えてきたことも話題になりました。これも「天然痘」は撲滅したと思っていたけれど、別の病気として実は今も存在していることに気づかなかっただけという可能性が出てきます。しかも、この病気が増えてきたのが、世界中の人がコロナワクチン接種を受けて異物除去システムが強制駆動された後のタイミングです。人と人との接触で「サル痘」が広がったというのであれば、なぜコロナ禍よりも人流の多かったはずの時代には「サル痘」患者が増えなかったのでしょうか。そう考えると、唯一撲滅されたという「天然痘」の撲滅は実は勘違いで、本当はどの「ウイルス感染症」も何一つ撲滅されていなかったと考え直す方が私にはむしろ自然に思えます。

「宿主病因論」の考えで言えば、相手が「ウイルス」であろうと「花粉」であろうと、宿主が「異物」だと認識すれば異物除去反応が駆動される仕組みが備わっているわけです。それゆえ世の中から「異物」と認識されうる物質がなくならない限り、「感染症」と呼ばれる状態は決してなくならないという仮説を「宿主病因論」からは導くことができます。

ただ、もしも実は「天然痘」が撲滅されていないのだとしても、「天然痘」が猛威を振るっていた20世紀初頭の状況に比べて現代では、少なくとも「天然痘」様の状態を示す患者が激減しているという事実は疑いようがないと思います。もしもその「天然痘」様の状態を示す患者が減った理由が、ワクチン普及のおかげではないのだとしたら、「宿主病因論」の視点からは他にどんな原因が考えられるでしょうか。それを考えるために「天然痘」にまつわる歴史的に確かな事実を確認していきたいと思います。

天然痘ワクチンを意味する「種痘」が法律で全国民へ強制接種されるようになったのは「種痘法」が成立した1910年で、以来、世界保健機関（WHO）により「天然痘」の撲滅が宣言される1980年までの間には実に70年もの年月が費やされています。本当に「種痘」が感染症の発症予防に有効なのであれば、全国民に強制接種されてからもっと早くに撲滅されていそうなものです。この70年もの年月を要することがまずおかしくないでしょうか。種痘が有効なワクチンなら、どれだけ長くかかっても1世代間、20～30年もあれば撲滅されておかしくはないはずです。ましてや全国民への強制接種ですし、さらに罰則まで規定されている状況でもあるわけですから、撲滅に理想的な接種状況を達成できるはずです。

では実際に「天然痘」の患者数が減り始めたのは、いつ頃からだったのでしょうか。そう思って「天然痘」の患者統計を確認すると、実は戦前（1945年以前）は現在のように厚生労働省（当時の厚生省）が独自に情報を収集することができなかったようで、残念ながらまとまった統計資料は残っていないようでした。

一方でそんな中、かなり丁寧に史実が検討された論文（http://jsmh.umin.jp/journal/60-3/60-3_247-259.pdf）もありました。こちらの論文によりますと、まず日本では明治・大正時代に数度の「天然痘」流行があったようです。特に1885〜1887（明18−20）年、1892〜1894（明25−27）年、1896〜1897（明29−30）年の3度にわたり大流行があり、詳細は不明ですが多数の患者、死者が発生したようです。

その後、昭和に入ってから（1921年以降）はなぜかしばらく目立った流行はありませんでしたが、第二次世界大戦直後の1946（昭21）年初期に再び大流行がありました。この年は連合国最高司令官総司令部（General Headquarters, Supreme Commander for the Allied Powers：GHQ/SCAP）の記録文書をもとに統計情報をまとめた文献があり、1946年10月から翌年7月までの間におよそ18000人規模の「天然痘」の流行を認めたことが確認されました。そしてこの流行期にGHQ主導下で国民全員への大規模な天然痘ワクチンの強制集団接種が行われました。

天然痘ワクチン強制接種後に一旦は「天然痘」の大きな流行は認められなくなりましたが、1947年に入り天然痘ワクチン接種後に脳炎をきたす症例（種痘後脳炎）が相次いで報告されるようになり、かえって「天然痘」の患者数を上回るようになっていきました。1970（昭45）年には北海道小樽市の種痘後遺症被害者達が日本の行政機関を相手取り、損害賠償の訴訟を起こす事態にまで発展、1972年の夏頃に種痘の集団接種は一部地域で中止され、希望者のみの個別接種方式の導入と接種年齢の見直しが図られました。1976年には日本での天然痘ワクチンの接種は完全に終了、1980年に世界保健機関

（ＷＨＯ）により「天然痘」の撲滅が宣言された、という経緯です。

ここまでの「天然痘」関連情報を見て、私は大きく３つの違和感を抱きました。

① 種痘法が制定されて36年の月日が流れ、かつＧＨＱによる全国民への種痘の強制接種が行われた翌年のタイミング（１９４６年）で「天然痘」の大流行が起こっていること。

② 「天然痘」の撲滅があってワクチン接種が終了したのではなく、訴訟問題に追われるようにしてワクチン接種が終了となり、その後遅れる形で「天然痘」の撲滅が宣言されているという時系列。

③ １９４６年の「天然痘」の大流行時は今ほど飛行機などでの往来が激しくない時代であるはずなのに、全国各地で感染者が確認されている点。

重要なことなのでそれぞれ深く掘り下げてみます。

まず①について。前述のように天然痘ワクチンの接種が行われた時代は今のような努力義務とは違って強制接種方式だったので、その是非はともかく国として極めて高い接種率が実現できていたはずです。その甲斐あってか、1880年－1890年代に散発していた「天然痘」流行が種痘法の制定された1910年以後抑えられていたとも解釈できるわけですが、それなのになぜ種痘法制定から36年後の1946年に再び「天然痘」が大流行したのでしょうか。

同じ1946年には、GHQ主導で全国民強制接種も行われています。大流行が抑えられなかったからこその強制接種だとも言えますが、1910年の強制接種から36年後に再度大流行が起こってしまったことを思うと、この強制接種でも完全には抑えられない可能性は十分あったでしょう。ところがそれ以降は、なぜか「天然痘」の大流行は起こらず、1980年に「天然痘」の撲滅が宣言され、それから現在（2022年）に至るまでも「天然痘」の再流行は一度も確認されていません。

つまり、1946年の強制接種が完璧だったということなのでしょうか。いえ、そうとも言い切れない事実が観察されています。実は1946年以降、「天然痘」の患者は大流行こそないものの、毎年年間数百人レベルでの「小流行」は散発的に確認されているのです。そんな不安定な流行状況が続いていたにも関わらず、なぜか１９８０年になると唐突な「天然痘」の撲滅宣言へとつながっているのです。１９１０年の時の強制接種と同様に、そこから何十年か先になって「天然痘」が再び流行する可能性だって十分あったにもかかわらず、です。

そうすると、天然痘患者が激減した理由はワクチンのおかげに見えて、実は別の要因であった可能性が浮上してきます。例えば、高度経済成長に伴う国民の栄養状態の劇的な改善です。食の欧米化に伴い栄養が満たされて宿主のシステムが全体的に整ったがために、同じ天然痘ウイルスに遭遇しても、かつてのように異物除去システムの過剰駆動反応が起こらなくなったと。そう考えれば、少なくとも「天然痘」が撲滅されたタイミングとしては、一応のつじつまが合うのではないでしょうか。言い換えれば、「天然痘」の「病原体」が撲滅されたわけではなく、「天然痘」を発症する側の人間の環境が整えられたという可能性もあるということです。

次に②についてです。本来であれば、「天然痘」の撲滅が確認されたのちに、「種痘」が終了になるというのが順当な流れだと思います。しかし実際には、日本での「種痘」は患者がいなくなってから終了したのではなく、「種痘後脳炎」のような重篤な副反応が相次ぎ社会問題化して、世論の反発を受けて接種が行われなくなり、その後の数年の時間を経て「種痘」が終了するという経過をたどっています。また「種痘」を終了したことによって、まだこれから患者が発生するかもしれないのに、なぜか強制接種終了からわずか4年後の1980年にWHOによる「天然痘」撲滅宣言へとつながっています。

結果的に撲滅につながったからよかったものの、当時の「天然痘」の流行状況からすれば、撲滅が宣言される前の段階で「種痘」の終了を判断する根拠は乏しかったはずです。それなのに「種痘」終了に踏み切れたのはなぜでしょうか。たとえば以下のようなストーリーが考えられます。

種痘後脳炎の社会問題化に伴い国民の間に「種痘」を忌避する気運が高まって、まず強制接種がなくなり、その結果、誰も「種痘」を受けたいと思わなくなったと。ところがどういうわけか「種痘」を受けなくても、「天然痘」患者の発生が見られなくなった。だから国としてそのまま「種痘」を止めようという流れになったのではないかと。つまり「撲滅宣言」→「種痘終了」の流れではなく、「種痘後脳炎」→「強制接種中止」→「天然痘減少」→「種痘終了」→「撲滅宣言」の流れだということです。

そう考えると1946年以降、国民の栄養状態も改善してきた中で散発的に出現していた天然痘患者の見方も変わってきます。こうした患者は、自然感染であれば天然痘ウイルスと接触しても発症しなくても済む免疫状態であったにもかかわらず、「種痘」の強制接種により人為的に天然痘ウイルスに接触させる「種痘」の行為そのものによって発症したのではないか。つまり「種痘」が「天然痘」の予防どころか、「天然痘」の発症に寄与してしまっていた可能性さえ出てきてしまいます。

最後の③も個人的には非常に重要な観点だと思っています。2020年初頭に流行し始めたコロナも日本全国へあっと言う間に広がったという印象がありましたが、それは鉄道や飛行機をはじめとした交通機関が発達し、人が全国どこでも容易に行き来できるという前提があっての話だと思います。ところがまだ交通機関が発達する前の１９４６年であっても、「天然痘」は全国規模の大流行を起こしていたことが前述の論文で明らかになっています。

現在のＪＲの前身に当たる日本国有鉄道の創業は１９４９年、日本航空の創業は１９５１年、全日空の創業は１９５２年です。つまり１９４６年の段階では、一般の人は現代ほどスムーズに電車も飛行機も利用することができませんでした。それなのに当時、北は北海道から南は鹿児島まで満遍なく「天然痘」の患者が発生していました。しかも「天然痘」はコロナと違って無症状感染がないとされています。症状も発疹をはじめとして非常に特徴的なので、見逃されることはまずありません。「天然痘」の感染者が全国に広がっていくためには、一人ひとりの濃厚接触を着実に繰り返していく必要があったはずですが、そもそもそんな重病人が全国を歩き回ること自体が不可能です。したがって、コロナのようにいつの間にかウイルスが移動してどこか遠くの地にいる人で発症するという状況は「天然痘」では考えにくいのです。

するとと前提が間違っていたのかもしれないと。つまり「病原体が伝染して感染症を発症する」という前提自体が、間違っていた可能性が考えられるのではないでしょうか。たとえば、もともと全国各地至るところに存在した天然痘ウイルス類似の抗原に対して、全国に稀ながら一定の割合で存在している異物除去システムが過剰駆動するほどに免疫の状態が乱れた人が接触することで「天然痘」と呼ばれる状態が発生するというストーリーです。もしかしたらその異物除去システムを過剰駆動させる要因として「種痘」があった可能性さえあるかもしれません。このように「宿主病因論」の立場で考えれば、当時の交通事情であっても、全国各地で患者が発生したという「事実」を矛盾なく説明することが可能となります。

特に終戦直後というタイミングで「天然痘」の大流行を見たことは、とても示唆的だと思います。この時期は終戦という前代未聞の環境変化、さらにＧＨＱという敵国が主導する機関による日本の占領・管理により、多くの国民が著しいストレスにさらされた時期だと言っても過言ではないでしょう。言うまでもなく強力な慢性持続性ストレスは、異物除去システムを過剰駆動させる要因となります。この終戦直後という時期に「天然痘」の大流行が起こったという歴史的事実も、感染症自体を「宿主病因論」で捉え直す必要性を教えてくれているように私には思えます。なぜならば、終戦直後という時期に病原体が活性化しなければならない必然性はどこにもないからです。

このように「史実」を慎重に検討していくと、従来から言われている「ワクチンが天然痘を撲滅した」という仮説には色々な矛盾があり、本当は違う要因の方で起こっていたかもしれない「天然痘患者が激減する」という現象を今までずっと「ワクチンのおかげだ」と誤認していただけの可能性が出てきます。そしてもしも「ワクチンで天然痘を撲滅した」という歴史上唯一の功績が誤解だということになれば、実は「ウイルスはまだワクチンによって何一つ撲滅出来ていない」ということになります。しかし、よくよく考えればその方が自然だという風にも考えることはできないでしょうか。

というのも、ウイルスを撲滅することは言わば一つの遺伝子を撲滅することです。しかも、その遺伝子は常に小さな変異を繰り返していると考えられています。さらに遺伝子は目には見えません。仮に一つの遺伝子が検出範囲に限界のある検査を使って一定期間観察されなくなったとしても、変異がいくらでも起こっている可能性は残っていて、それで一つの遺伝子を完全に撲滅したと断言することができるのでしょうか。

あるいはウイルスより10倍大きな細菌と比べるとどうでしょうか。細菌はウイルスよりも複雑な構造を持ち、それゆえに抗生物質という薬で直接攻撃することができます。抗ウイルス薬というものもあるにはありますが、抗生物質ほど効果が確実ではありません。それに肺炎球菌ワクチンのように一部の細菌に対してはワクチンだってあります。そんなふうに細菌はウイルスよりもはるかに撲滅しやすい環境が整っているにも関わらず、地球上のどの細菌（細菌感染症）も、「天然痘」のように撲滅されたと宣言されたものがありません。

そうなるとウイルスや細菌はそもそも撲滅なんてできっこない、と考える方が自然ではないかと私は思うわけです。そしてもしも撲滅できたように見えたとしても、その背景には「宿主」である人間の栄養状態とその人間を取り巻く生活環境、さらには人間がどんな症状をどのような「病気」として認識するかという観点によっても、現実の捉え方が大きく変わってくるのではないかとも思うのです。

もしもワクチンが何一つ撲滅できていない、それどころかワクチンには人為的に病気を発症させる側面さえあるということになってくれば、必然的に見直さなければならないのは、「天然痘」だけではなく他の全てのワクチンについての常識の方だ、ということになります。

例えば、麻疹や風疹のワクチン、狂犬病のワクチンは一般的には非常に有効だと評価されていますし、子宮頸がんを予防するヒトパピローマウイルスに対するワクチンなどは子宮頸がんの撲滅を目指して、世界各国で推奨されています。しかしいずれのワクチンでも看過できない健康被害が起こっていることもまた「事実」です。これらのワクチンも全て、先ほどの天然痘ワクチンと同様に、「本当にワクチンが病気を予防しているのだろうか」「別の現象をワクチンが効いているのだと誤認している可能性はないだろうか」と常識を疑って見つめ直してみる必要があるのではないでしょうか。

コラム　医師には容易に気づくことのできない領域

とある知人の女性から聞いた話です。

秋口になると、どういうわけか腰痛がひどくなるという40代の女性がいました。彼女は腰が痛くなると、市販の鎮痛薬を飲んでどうにかやり過ごしていましたが、ある時我慢できないということで近所の病院を受診することにしました。

担当の医師は、ひと通り彼女の話を聞いた後に、全身を丁寧に診察し、血液検査や腰のレントゲンとＭＲＩ検査を行うように手配してくれました。しかしながら、診察・検査の結果は「原因がわからない」というものでした。やむなく医師は市販の鎮痛薬よりも強い効能があるとされる鎮痛薬を処方してくれました。

ところがその病院で処方された鎮痛薬を飲むと、今度は吐き気や腹痛が出てくるようになり、とてもではありませんが、薬を飲み続けることができませんでした。担当の医師も困ってしまい、次の一手をどうすべきかと思い悩んでいる中、転機は突然にやってきました。

ある時、彼女は気づいたのだそうです。自分がいつものスリムパンツを履くのをやめると、腰痛がすっかり良くなったのだということに。以来、彼女は鎮痛薬を飲むことなく、元気に過ごせるようになりましたとさ。

…めでたし、めでたし、でしょうか。

もしも彼女がスリムパンツが腰痛に影響をもたらしていることにそのまま気づかなければ、彼女はどうなっていたのでしょうか。

あるいは、医師がもっと頑張って、スリムパンツが腰痛を起こしているのではないかと疑って、女性に対してパンツを履き替えて様子を見るように提案すべきだったでしょうか。

病院で丁寧な診察や詳細な検査を受ければ、自分が気づくことのできない病気の原因を、頭の良い立派なお医者さんがきっと見つけてくれると思っている人には是非知ってほしいのです。医師ができることはそれほど万能ではないということを。あなたの方がよほど気がつきやすい領域の問題があるのだということを。

このような事例が笑い話では済まない悲劇へとつながってしまうことを防ぐために、私は「主体的医療」の考え方が広まることが必要だと考えています。

第七章　主体的医療のすすめ

◉主体的医療と受動的医療

この世に病気がある限り、医療は人の生活にとって欠かせない存在だと思います。しかしもしも、すべての病気を自分の主体的な行動によって治すことができると考えるのであれば、病院やクリニックで提供するいわゆる医療は必要なくなるのではないか、「主体的医療」とはそのような提言を意味しているのでしょうか。

この疑問に対する私の答えは明確に「Ｎｏ」です。病気を治すための行動を患者が主体的に考えていくのだとしても、自分一人ですべてをゼロから考えて対処していくことは現実的ではありません。病気を治すために考えるべきこと、そのヒントが人類が長年かけて発展させてきた医学体系の中にあることは間違いないでしょう。しかし、医療との特別なつながりを持たない患者が、こうした情報に自力でしかも適切にアクセスするのは難しいということは想像に難くありません。そこで主体的に行動を考えるためには「医療に詳しい人の助けを借りる」という必要性が出てきます。

つまり医療資源の使い方を、「完全に任せる」やり方から「自らが主体的に動くために医療者と関わり合う」やり方に変えていく必要があるということです。そう考えれば、これまでの医学の知見や現代医療のシステムは、「主体的医療」の中で別の価値をもたらす存在へと変化します。

そうはいっても、医療知識の乏しい患者が知識の豊富な医療者と対等に渡り合うことは不可能だから、何も判断することができずに結局は医療者の言いなりになってしまうしかないのではないかと思われる方もいるかもしれません。確かにある意味でこの懸念は正しくて、言い換えれば「主体的医療」においては医療の叡智を利用していくのが難しいことの裏返しでもあるでしょう。でも難しいことは不可能を意味するわけではないですし、だからこそ患者が主体的に医療を利用していくためには、患者自身も賢くなっていく必要があるのです。

「すべてお医者様にお任せする」というスタイルで医療と関わるのはとても楽なのです。今でも、特に高齢者の大半は医療とそういう関わり方をしているのではないでしょうか。でもその結果、高齢者の健康は万事問題なく守られているとはたして言えるでしょうか。今、高齢者医療の現場でどういうことが起こっているかをちょっと想像してみてほしいです。

たとえば高齢者医療の中で近年非常に問題視されていることの一つに「ポリファーマシー（多剤内服状態）」があります。これは医師に任せたことによる最善の結果でしょうか。患者さん自らが望んでいる状態だと言えるでしょうか。いや、決してそんなことはないでしょう。多くの場合は楽な選択肢としての「先生にお任せ」を何度も繰り返した結果、不本意ながら「ポリファーマシー」になっているように私には見えます。

概して「先生にお任せする」というスタイルは、最初が楽である代わりに、だんだんと状況がこじれていき、最終的に自分にとって不本意な状況へと進んでしまいやすいという構造があるのです。逆に言えば「先生にお任せする」から「自分を中心に決めていく」というスタイルに変えれば、最初の実践が難しい代わりに自分の望む方向へと進んでいける、つまりはどこまで行っても不本意な状態には至らないということこそが「主体的医療」の最大のメリットだと言うこともできます。それが難しさを乗り越えてでも、自分を中心にして医療の選択肢を選びとっていくことの意義だと思います。

◉医療との適切な距離感を考える

「自分を中心に決めていく」と言っても、何をどう考えて決めていけばいいのかわからないと思われるかもしれません。ただこれまで見てきたように、全ての病気が「過剰適応」

と「消耗疲弊」の組み合わせで表現されるのだとすれば、まず考えてもらいたいのは、そこに「慢性持続性ストレス」が存在し続けているという可能性です。

何が「慢性持続性ストレス」を与え続けているのか、その人が何を「常識」と捉え、何がそこへ近づこうとしても近づけない状況にしているのかは、人それぞれ異なると思います。たとえば家庭の人間関係が関わっているのかもしれません。あるいは仕事の人間関係、恋愛での人間関係が関与しているのかもしれません。あるいは他人には話しづらいような、例えば性的嗜好に関わることがストレスを生み出しているかもしれませんし、もっと泥臭いこと、他人には到底話せないような価値観がストレスを生み出しているかもしれません。もしそうだとしたら、医師はおろか誰と話しても、そのストレスの原因となる価値観の修正は困難です。

ただ何がストレスを生み出していようとも、いずれにしても、構造的には以下のような流れが考えられます。

まずその人の中で「こうでなければならない」という理想状態がある。

その理想状態に到達しないことでストレスが生み出されて「過剰適応」から「消耗疲弊」へとつながる。

その人の身体の弱い部分を中心に「過剰適応」から「消耗疲弊」のプロセスを経て、システムの機能障害を伴うようになり、それは次第に「症状」や「病気」として認識されるようになる。

それらの機能障害が全身へと広がっていき、その人にとって脆弱なシステムから順に破綻していく。

少なくとも理論上はこうした流れが人間の身体には起こりえます。ところが今の世の中で、こうした「過剰適応」や「消耗疲弊」の概念を認識しない状態で、医療機関を受診すればどういうことが起こるでしょうか。

その人が今までどういう価値観を持って生きてきて、どんな人間関係があって、どのような生活の背景を持っていて、どんな障壁を乗り越えてきて、どんな悩みを抱えているかといったことはほとんどの場合、考慮されることなく（あるいは考慮されたとしても部分的な考慮にとどまり）、最終的には「あなたのその症状には何かしらの原因（病名）がある」という前提で話が進んでしまいます。そして「問診、診察、検査といった現代医学的なアプローチで原因となる病気の存在を明らかにして、その病気に応じた適切な治療法を私が選択しましょう」という現代医学の価値観が定めた「常識」的な医療者によって、その「常識」の枠組みの中へあなたは確実に誘導されることになります。

本当は「症状」や「病気」の原因となる「病原体」があるわけでもなく、そのアプローチで明確な原因が検出できるわけでもなく、その人自身の持つ「理想」と「現実」とのズレによって生み出される「慢性持続性ストレス」が、「症状」や「病気」と呼ばれる状態を作ることに大きく関わっているかもしれないのに、です。それでも医療が提供するその「常識」の枠組みの中に入ることで、本人が価値観を見直したり、行動を変えたりしなくても、多くの患者さんの「症状」や「病気」が万事解決しているというのであれば、私も何も言うことはありません。しかしながら、いつまで経っても病院から卒業できない患者さん達、それどころかどんどん薬の数も増えていく一方の患者さん達を見るにつけ、とてもではありませんが解決しているようには思えないわけです。それならばむしろ現代医学の「常識」の方を見直すべきではないでしょうか。

私は20年近く現代医療に携わってきた中で、どうも医学が「常識」と考えている枠組み、すなわち「詳細診察や精密検査で病気の原因を突き止めて、その原因に応じた治療法を施せば病気は治る」という方法論そのものに欠陥があることに気がつき始めました。逆に、もしもこの方法論に欠陥がないのだというのであれば、現代医学が日々進歩しているにも関わらず、ここまで病人が増え続けてしまうこと自体が不自然です。

明確な原因があると思えた「感染症」でさえ、必ずしも「病原体」が原因とは限らないことは第5章で詳しく見てきた通りです。「がん」も遺伝子異常が原因とするよりも、後天的に遺伝子が変化していくと考えた方が、末期がんからであっても治癒レベルまで回復する人が実在するという「事実」をよほどうまく説明できます。そう考えると、抗生物質や手術・抗がん剤・放射線療法といった現代医療の「常識」に基づく標準治療は、とりあえず目の前にある「原因っぽい（けれど本質的には原因ではない）何か」を目の前から消しているだけで、そもそもどうしてそのような状態に至ったのかについて何の対処もできないままに、ただ表面的な「症状」や「病気」をごまかす対処をし続けるだけの「対症療法」しか提供できていないように思うのです。

その証拠が、現代医療を受け続けた人のほとんどが「病気」の治療から卒業できていないという「事実」です。たとえば、がんの根治手術後の場合でさえ、それですぐ病気から卒業というわけではなく、引き続き年余に渡る経過観察が続きます。その過程の中で再発することも稀でなく起こりますし、経過観察終了後に別のがんを新規発症するケースも決して珍しくありません。

また何度も言うように高齢者になればなるほど「薬」の数が増えていくという事態も常態化しています。それは「たくさんの医師がそれぞれ自由に薬を出しているから」であって、一人の医師によって薬の処方が管理されればそのようなことは起こらないという指摘も耳にします。しかし、たとえ一人の医師が薬の処方を一元的に管理していたとしてもそれはあくまでも表面上の解決策にしかなっていないと私は思います。現代医療が提供する

「常識」に基づく治療アプローチが薬を主体とする「対症療法」でしかないのであれば、表面上には整ったように見えても、その一人の医師が処方する薬がやがて増えていくのは時間の問題です。時間が経てば放置され続けた根本的な原因は深刻化し、次第に表面さえ整えられない状態へとこじれていく構造さえもたらされてくるはずです。だからこそポリファーマシーは今も高齢者医療における問題として解決することなく常態化しているのです。そしてなれの果てとして、もはや「薬」の数を増やすことさえできなくなるケース、薬でのコントロールを断念し、麻薬や鎮静剤など感覚そのものを麻痺させる「緩和ケア」と称した治療へと進むケースも後を絶ちません。現代医学が提示する「常識」によって病気の根本的な原因から目を逸らさせ続けるからこそ、大変皮肉なことに、やがて病気に対処できなくなってしまう苦しい状態へと至ってしまうのではないでしょうか。

ところで高血圧症、糖尿病、脂質異常症、高尿酸血症などは「生活習慣病」と呼ばれるようになって久しいですが、これらも本当に「生活習慣」が原因なのでしょうか。実は「生活習慣病」と呼ばれる病気は、いずれも糖質制限食の実践によって改善していくことが、多くの糖質制限実践者によって実証されています。だとすれば「生活習慣病」というよりも「糖質過剰病」と表現する方が適切ではないでしょうか。本当は「生活習慣」が原因ではなく、「生活習慣」の中の「糖質過剰」が、または「糖質過剰」と同様の状態をもたらす「慢性持続性ストレス」の方が真の原因だと表現した方が現実に近いと言うこともできるかもしれません。ここにもまた、現在医学の「常識」を疑う余地があります。

ここまでの考察で本質的に見えてきたことがいくつかありますので、整理しておきましょう。

1）現代医学で診断された「病気」は原因がわかっているようでいて表面的なものばかりで、どれも根本的な原因に到達できているとは言えない。

2）現代医学の枠組みで提案される治療法のほとんど全てが当座の「症状」を緩和するだけで、根本的な原因に対処することのできない「対症療法」である。

3）現代医学で病名が付けられる「病気」のほとんど全てに「糖質過剰」や「慢性持続性ストレス」によって駆動される糖代謝過剰駆動状態が関わっている。

つまりこれは、本質的な「病気」の原因となっている糖代謝過剰駆動状態、それをもたらす2大要因である「糖質過剰摂取」と「慢性持続性ストレス」を、現代医学の枠組みが実質的に放置することにつながっていることを表していると思います。いや放置というよりは、「現代医学」の枠組みがこの2つの要因をむしろ積極的に見えなくさせているといった方が適切かもしれません。

「糖質過剰摂取」が見えなくなるのは、現代医学が「糖質を中心にとる文化が標準である」という「常識」的価値観を採用しているからです。「慢性持続性ストレス」が見えなくなるのは、現代医学が「病気の原因はどこかに必ずあって、ストレスはあくまでも病気に多少の影響を与える程度のオプション的な修飾因子である」という「病原体病因論」の概念を「常識」として採用しているからです。

つまり「現代医学」の枠組みに任せれば任せるほど、根本的な原因から遠ざかっていき、それが故に問題は次第に不可逆的なレベルまでこじれていき、最終的に主体性を発揮しようにも発揮することのできない状態へと追い込まれてしまうということです。そのような結末へとつながる概念や価値観を持った「現代医学」の枠組みに本当に全権を委ねてしまっていいのでしょうか。はたしてそれで幸せな人生を送ることができると言えるのでしょうか。

誤解のないように言っておきたいことがあります。私は「現代医学」が積み上げてきたものすべてが無価値だと言いたいわけではありません。「現代医学」が積み上げてきた知見やそれに基づく治療法は、根本的な解決には導いていないものの、「対症療法」として確かに患者さんの苦しみを和らげている側面はありますし、特に救急医療はどう考えても看過することのできない価値があります。

ここで皆さんに是非とも考えて頂きたいのは医療との適切な「距離感」です。まず「症状」が現れるということは、あなたの身体の何かしらのシステムがオーバーヒートしていることを示しています。「主体的医療」の視点に立てば、「症状」があれば病院へすぐ受診するのではなく、まずはなぜそのようにオーバーヒートしているのかを自分なりに考えて、考えが浮かべばそれに基づき行動を見直してみます。たとえば仕事をやり過ぎて睡眠時間が削られてしまっているのであれば、仕事量を減らすように働きかけてみるとか、食べ過ぎで消化管の機能がオーバーヒートしているのであれば、中毒性をもたらす糖質の摂取を制限し、不本意な食べ過ぎが起こらないようにするなど、そういうちょっとしたことでいいので、まずは自分の考えに基づいて自分の行動を調整してみるのです。

その実践から向かうべき方向が明らかになることも多いと思います。しかし、どのように実践してもどうにも解決しない場合には、ひとまずの「対症療法」を求める選択肢を考慮していいと思います。ここで私は自分を中心に考えて医療と関わる「主体的医療」に対して、自分での対処が何らかの理由で難しくなった時に、医療に判断を委ねることを「受動的医療」と呼ぶことにします。ただこの「受動的医療」のスタンスで行く時も、「現代医学」の「常識」的価値観の言いなりになり続けないように気をつけるべきです。もし少なからず自分の頭で考えていることがあれば、「現代医学」の「常識」的価値観を持つ医療者が相手であっても、その旨を丁寧に伝えることで、有意義な意見の交換を行うこともできるかもしれません。逆に言えば、ここで自分の考えが特にない状態だと、まず間違いなく「現代医学」の「常識」的価値観の言いなりになってしまうと言っても過言ではないでしょう。総じて「受動的医療」においては「相手に従う」というよりも「相手を利用する」という気概で関わってもらうのが「主体的医療」の視点でのおすすめです。これは医療との「距離感」を考える際にとても重要なポイントだと思います。

とはいえ、自分の頭で「病気」のことについて考えるといっても、誰しも病気の専門知識を持っている訳ではないし、何からどう考えていいのかわからない、結局は専門家に任せるしかないのではないか、そう考える人もいるかもしれません。しかし私は自分の身体を整えるのに、細かい病気の専門知識を知っておく必要は必ずしもないと考えています。むしろ専門知識が自分の身体を見直す時に偏った視点を与えてしまうリスクさえあると思っています。私の意見としては、誤解を恐れずに言うならば「ほとんど全ての病気が過剰適応と消耗疲弊の組み合わせで出来ている」ことを知っているだけでも、あらゆる病気に対して専門知識がなくても十分対処する余地が生まれます。たとえ自分の知らない、聞いたことのない病気に出会ったとしても、ネットで調べて概要を知ることで、ほとんどの場合、それが過剰適応ベースの病態なのか、消耗疲弊ベースの病態なのか、考えることができます。まずは今が過剰適応なのか、消耗疲弊なのかがわかれば、自ずと自分が取るべき方向性も見えてきます。つまりは第4章で論じたように、その時の自分の状態に応じて「適切に休む」ことです。

先天性疾患と外傷を除いて、病気が何であろうとも「適切に休む」ことで病気を整えることができると思います。ただ問題は何が原因で「過剰適応」や「消耗疲弊」が引き起こされているのかが全くわからない時です。そんな時はまず一つは「糖質過剰」があるかどうかについて考えると、客観的にみて対処しやすいと思います。一方でもう一つのポイントである「慢性持続性ストレス」は、客観的に観察することが難しいため、何がストレスの元になっているかが、いくら自分の頭で考えてもわからないという状況も十分に起こり得ると思います。

そんなふうに自分で考えることがどうしても難しい時、何が自分の「慢性持続性ストレス」の元になっているのかがわからないという時、考えてほしいことに「他人の目線を借りる」というアプローチがあります。たとえば、自分の背中を自分で観察することは難しいですが、他人に頼めば簡単に自分の背中を観察してもらうことができると思います。このたとえのように、実際にも自分の視点で見れば気付かなかったことを、他人に相談することで指摘してもらえることは大いにあり得ることだと思います。

また他人に相談して斬新な気づきが得られなかったとしても、他人に自分のことを相談する行為自体が、自分で自分の頭の中を整理する機会にもなります。さらに言えば、「多様な他人の目線を借りる」ことを意識すればさらに困難打破の可能性が高まります。色々な立場の視点を借りることで物事の見え方が多面的になっていくからです。そういう意味では「症状や病気のことはお医者さんに相談する」というのは「多様な他人の目線を借りる」とは対極にあると言っていい行為だとも言えるかもしれません。しかもほとんどのお医者さんは「現代医学」の「常識」的価値観を持っていますので、「主体的医療」の視点から「慢性持続性ストレス」の元を考える際には、むしろ相談を控えた方がいい相手だと言えるかもしれません。

◉「主体的老衰」を目指して生きていく

しかしながら、どれだけ自分の頭で考えてみても、どれだけ他人の目線を借りられたとしても、それでもやっぱり思い通りにならないことに遭遇してしまうのが人生です。どこまで行っても思い通りにならないけれど、それでも生きていかなければならないというのは、考えてみれば辛いことのようにも思えます。そこまでしてこの難題について自分の頭で考えて「主体的医療」に取り組む場合、その人生のモチベーションを、一体どこに置けば良いのでしょうか。

この問いに対しては「生きがい」という言葉がキーワードだと私は思っています。どれだけ思い通りにならない事態に遭遇したとしても、「生きがい」があれば生きていける、それは確かにそうなのかもしれません。ただ「生きがい」の種類は人によって千差万別ではあるけれど、「生きがい」を感じて生きていくには、前提としてなるべく「健康」であることが求められるのではないかと思います。

勿論、自分はただ生きているだけであっても、自分を愛してくれる人達と出会えることが「生きがい」だと言うことができれば、必ずしも身体的な「健康」は必要不可欠な要素ではないかもしれません。逆に「生きがい」なくしては「健康」だとは言えないという考え方もあるかもしれません。おそらく多くの場合は、「健康」なくしては、そもそも「生きがい」の選択肢がだいぶ少なくなってしまうのではないかとも思われます。そしてどれだけ「健康」な人であっても、時間とともに訪れる身体的な「老化」の流れからは決して逃れることはできません。ある意味で、「老化」は誰もが避けることのできない人生最大の「思い通りにならない状態」だとも言えるでしょう。そんな誰もが回避することのできない「思い通りにならない状態」と私たちはどのように向き合っていけば良いのでしょうか。

まず、私たちは次のようなイメージで人生を捉える必要があるでしょう。

山なりの曲線は、その人のその時点での生命力、生命活動の活発さと理解してもらえればと思います。どんな人も多かれ少なかれ、時間経過とともにこのような山なりの身体活動性の流れを進んでいき、最期には「死」という段階を迎えるはずです。ただ、一般に

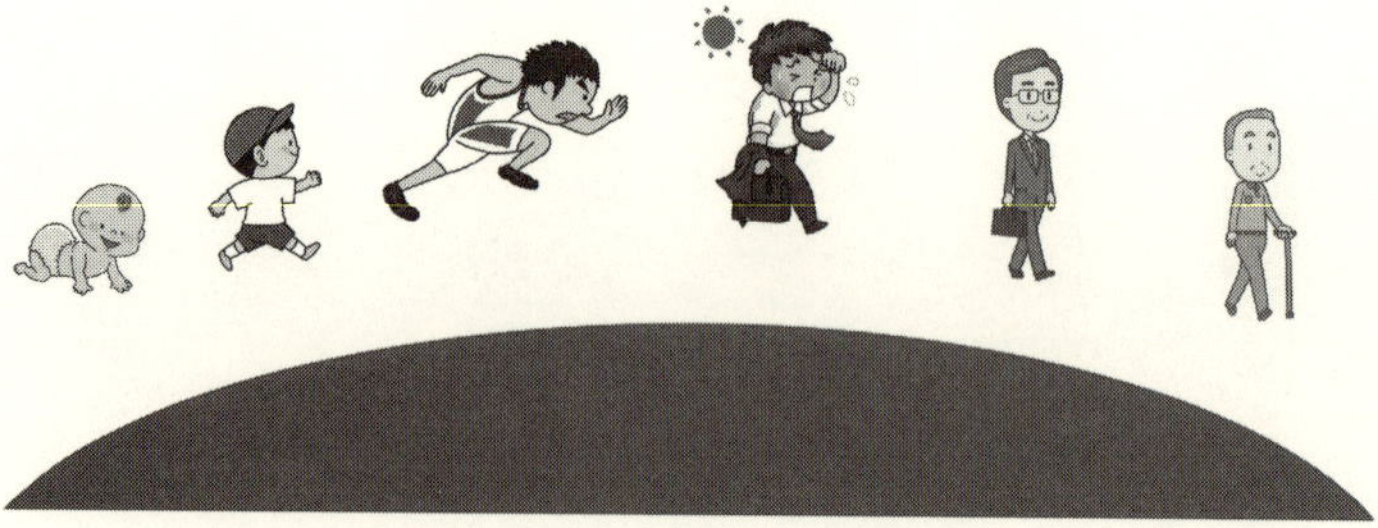

「健康」を考える時に、私たちはこの前提を正しく踏まえることができているでしょうか。

そもそも「健康」という状態を、「常に何の症状も感じることなく、自分の思い通りに身体を動かすことができる状態だ」と無意識に定義している人は少なくないように思います。しかし、この定義で「健康」を考えてしまうと、何の支障もなくその「健康」を達成することができるのはせいぜい40代くらいまでだと思います。なぜならば、40代くらいまでであれば、時間とともに生命活動が活発になるという生命としての必然的な山なりの流れがあるからです。

ところが、40代を超えて以降の人生は生命活動が次第に衰えていくのが必然的な流れです。この流れを踏まえずに、前述の「健康」の定義のままだと、次第に「思い通りにならない状態」

の度合いが高まっていくことになります。要するに次第に「健康」という目標までのハードルが高くなっていき、時間とともに必然的に「健康」を達成することが困難になり、苦しさが増していく構造になってしまいます。

このことは40代を超えて以降、必然的に起こってくる身体的活動性の低下時期に合わせて、自らの「健康」に対する捉え方を主体的に変化させていくことの重要性を示していると思います。日々、人生の中で自分の「ありのままの状態」を確認し、その状態が変化していく様子に合わせて自分の理想的な健康状態も、その時点での自分の状態に見合ったものへと調整し続けていくことが、人生の後半においては重要なプロセスになってくるのではないかと私は思います。

そのような調整を適切に行い続けることができれば、「老化」はすれども「病気」になることはないというのが私の考えです。少なくとも「病気」の苦しみを生み出す「慢性持続性ストレス」を受け続ける状況は回避することができるはずです。そうすれば最期まで「病気」の苦しみに苛まれることもなく、心の底から「良い人生だった」という気持ちで死を迎えることができるようにもなると思います。この現象を私は「主体的老衰」と名づけたいと思います。言ってみれば「主体的医療」は人生で「主体的老衰」を成し遂げられるように支えるための工夫やサポートです。最終的に「主体的老衰」を達成することが、人生における数々の思い通りにならなさと向き合いながらも、「主体的医療」に取り組み続けることの意義やモチベーションになると言えるかもしれません。

◉二つの医療を共存させていく（絶対的な正義は存在しない）

私の一連の主張は、現代医療批判に受け取られる節が多々あるかと思いますが、私は現代医療の全てを否定したいわけではありません。第五章の終わりに現代医療が「病気とは何らかの外部原因によってもたらされる」という「病原体病因論」に基づいているという指摘をしましたが、「病原体病因論」でないと患者を救えない場面もあることを私は明確に認めています。ここで私は誤解されることのないよう気をつけないと、八方美人のような不誠実な態度に思われてしまいかねません。そこで私の真意を知ってもらうためにも、「病原体病因論」でないと救えない場面に対して、「主体的医療」が基盤とする「宿主病因論」

との補い合いについて説明を加えさせてもらえればと思います。

「病原体病因論」でしか患者を救えないという場面の具体例として、たとえば「細菌」という病原体によって発症する「肺炎」という病気に対して「抗生物質」を使うと治療することできる、という場面があります。これがどういう状態であるかを「宿主病因論」の観点から捉え直してみます。まず「宿主(自分)」が「細菌」と接触し、何らかの原因で「宿主」がこれを「異物」だと強く認識してしまい、この「異物」を除去するための異物除去システムが極めて強く駆動される状態となり、場合によっては「異物」のみならず「自分」さえも過剰に攻撃してしまっているような状態だと解釈することができます。

こうした状態であれば、その異物除去システムの過剰駆動状態のきっかけを作った「細菌」を攻撃(破壊)する具体的な手段となる「抗生物質」を使えば、それまで攻撃対象とみなされていた「異物」自体がなくなるので、理論上は異物除去システムがそれ以上働かなくて済む状態になります。実際そうすることで自然と異物除去システムの過剰駆動状態が次第に終息するというケースも多いことでしょう。システムの過剰適応が終息しさえすれば、「病原体病因論」の視点で見て「抗生物質が肺炎を治療した」と解釈しても何の矛盾もない状況だと思います。

ただ、この状況で「宿主」がどのような状態にあるのかをもう少し深掘りしてみます。まず異物除去システムが過剰に駆動しているので、「宿主」の状態としては少なくとも「過剰適応」の段階の範疇にあると言えます。また、第三章で見てきたように「過剰適応」と「消耗疲弊」には連続性があり、「過剰適応」状態が続いて「消耗疲弊」状態へ至り、それが不可逆的なレベルにまで達すれば、「宿主」の「肺炎」を終息させる能力が下がります。そうすると、いくら「抗生物質」を使ったとしても「自分」の持つ力だけでは「肺炎」を終息させることができなくなってしまいます。つまり「抗生物質で肺炎を治すことができる状態」の延長線上に「抗生物質でも肺炎を治すことができない状態」があると言うことができます。

逆に言えば、「抗生物質」を加えることで肺炎を終息させることができることは、「宿主」としては自力で恒常性を保つ力は少し不足しているけれども、環境さえ整えれば自分の力も駆使することで恒常性を取り戻せる状態、即ち過剰適応から不可逆的消耗疲弊に入る手前の段階にいると推察できます。「病原体病因論」で矛盾なく説明できるのはこの段階までです。この状態から進行して、「宿主」の異物除去システムが不可逆的消耗疲弊の状態へと至れば「抗生物質でも肺炎を治すことができない状態」へとつながるわけです。逆に言えば、この状態においては「病原体病因論」では、なぜ治らないのかという理由がうまく説明できないはずです。一般的には、抗生物質に対して「細菌」が耐性を持ってしまったからだとか、「細菌」が増殖する勢いが強くなってきたからなどと説明されているかもしれませんが、本当でしょうか。「耐性菌がいても肺炎になる人とならない人がいる」ですとか、「耐性菌であっても使う抗生物質の種類を工夫して目的とする細菌の量を減らすことができているのに肺炎が治らないケースもあること」などの「事実」を踏まえますと、「病原体病因論」で説明することに矛盾が生まれます。

では、「病原体」の関与は一旦脇において、「宿主」のシステムをすり減らし続ける要因としては、どのようなものが考えられるでしょうか。本来であれば人間のシステムがすり減れば、自然に休みたいという欲求が発生してしかるべきなので、このすり減らしは「宿主」に気づかれずに水面下で起こし続ける必要があります。私が思うに、自分で調整するという選択肢を見過ごし続けた時に、即ち本質的には「先生にお任せ」という受動的医療の波に乗り続けた時に、この過剰なまでのすり減らしが起こるのではないでしょうか。すべての人体のシステムに言えることですが、使わない機能は緩やかに衰えていくものです。したがって「病原体病因論」の視点に立って、「病原体」を殲滅する、あるいは排除するという発想だけに偏ってしまうことで、自己を調整する機会が失われる構造がある、ひいては医療に「主体性」が発揮されなくなるとも言えるのではないかと思います。

逆に言えば「病原体病因論」の視点に立っていたとしても、「宿主」が過剰適応〜不可逆的消耗疲弊の間で、まだ不可逆性がそこまで強く高まっていない段階にあれば、「病原体病因論」の治療原理であっても「患者（宿主）」は立ち直ることができると思います。しかし、それでもなお「主体性」を発揮する選択肢を見過ごし続けてしまうと、「宿主」の中で不可逆的消耗疲弊の要素が高まってしまうために、もはや「病原体病因論」の治療原理では立ち直れなくなってしまうのではないかと思うのです。

一方で、だからと言ってこの段階で「宿主病因論」を基にした「主体的医療」を急に適用しようとしても、残念ながらこれもまた無力なのです。なぜならばこの段階における患者は無意識的にせよ、これまで長い期間「主体性」を放棄し続けた結果として不可逆的消耗疲弊に至っているので、今さら「主体性」を発揮するように支援したとしても、その支援自体が本人にとってさらなるストレスにしかならないからです。したがって「病原体病因論」の限界を超えて、不可逆的消耗疲弊の段階においてもなお「主体的医療」の治療原理の恩恵を受けるためには、人生の早い段階で「主体的医療」の価値を「患者（宿主）」自身に理解しておいてもらう必要があると私は考えています。「何をはじめるにも人生に手遅れはない」という言葉があり、確かにそういう側面もあるにはありますが、それでも「主体的医療」については、正直言って早く実践するに越したことはないと私は思います。

もう一つ「病原体病因論」が有用となりうる具体例を挙げるとすれば、救急医療で扱うような緊急性の高い病気、例えば脳卒中や心筋梗塞のような突然発症し放置すると命に関わるような病気です。第三章でも触れたように、救急疾患というのは「過剰適応」から「消耗疲弊」へ急激に移行する状態のことです。たとえば「血栓」が血管に詰まる、など事態の契機となるイベントが明確に存在しているのが救急疾患です。その急激性ゆえに本人が主体的に色々考えて調整するような余裕がない状況ですから、この場合は「血栓」を「病因」と定めて、その「病因」を取り除くような「病原体病因論」に基づく「受動的医療」を直ちに行うべきですし、それでしか患者を救うことはできないと思います。

しかし一方で、そもそもなぜ「宿主」にそのような状態が引き起こされたのか（脳卒中や心筋梗塞は感染症ではないのでここで「宿主」と呼ぶのは不自然ですが、一連の話に共通の構造があることを理解してもらうためにあえて「宿主」と表現します）を考えてみます。「急激に」と表現したものの、実際には「血栓」が詰まるにしても、そのような変化は一朝一夕には起こりません。実際には自分の身体の変化に無自覚であった期間が、「血栓」が詰まるイベントのずっと前から長く存在していた可能性が高いのではないかと思われます。前段階とも呼べるその期間の身体の状態は現代医療では「高血圧」や「脂質異常症」などの形で表現されますが、「宿主病因論（主体的医療）」の立場からみれば「過剰適応」の状態です。そうした「過剰適応」状態に対して、自分で調整するという主体的な選択を結果として放棄し続け、「先生にお任せ」し続けることで調整機能を失い続けた結果が救急疾患だという見方もできます。ここに「肺炎」の話と同じ構造があることに気づかれるのではないでしょうか。「病原体病因論」は確かに救急疾患から生命を守れる側面がありますす。しかし、自分が「主体的老衰」に至るためにどうすべきかについては全く教えてはくれません。

現代医療はこれまでずっと「病原体病因論」が正しいという前提のもとに、「病気を治すためには複雑怪奇な医学知識を使いこなすことが必要不可欠だ」という価値観を提供し続けてきました。そして、そのような難解な医学知識を扱えるのは優秀な頭脳を持つ医師だけで、素人の「患者」だけではどうすることもできないことなのだとも誤解させ続けてきました。そうして病気は「先生にお任せ」するのが一番だという文化がとても長い時間をかけて醸成されてきたということができるでしょう。言い換えれば、「自分（宿主）」というもののプロセスが完全に無視される医療が一方的に普及し続けたと言ってもいいかもしれません。本当は人間というものは、周囲との関係によって変幻自在に変化しうるし、自分が世界をどのように捉えるかという解釈次第で、いくらでも身体が変化しうる潜在可能性を持っているにも関わらず、そんな可能性が全て無視されて、あたかも現代医学が提供するものが唯一の絶対的正解であるかのように医学が歪んで発展し続けてしまったように思うのです。

◉「主体的医療」を実践しやすい世界にしていくために

「主体的医療」を実践するためには何が必要になってくるのでしょうか。私はこれらの要素が必要だと考えます。

- 現代医療の枠組みの外で健康について考えることのできる機会を作ること。
- いざという時に相談できる人（人間関係）を作っておくこと。
- 多様な価値観を尊重する姿勢を持っておくこと。
- 完璧主義からの解放、「～すべき」思考からの解放。
- 加齢とともにプライドを弱め、困った時は素直に「助けて欲しい」と言えるようになっておくこと、またそのようなことが言えるような周囲との関係をあらかじめ作っておくこと。

これだけではまだ抽象的です。もっと具体的で、しかも自分にできる行動に落とし込まないと、いざという時に使えない知識となってしまいかねません。何か良い方法はないでしょうか。

私は、たとえば現代医療の枠組みの外で健康について考える機会として、「オンライン診療」という新しい診療形式に注目してみました。「オンライン診療」というのは、ビデオ通話でのリアルタイムの会話を通じて行う診療行為のことです。通常の対面診療に比べるとできることが限られるので、一般的には「対面診療を補完する診療」として理解されることも多いと思います。これがなぜ「主体的医療」と関係するのかと言いますと「オンライン診療」では一切の検査を行うことができないので、いわゆる「病名」をつけることが困難です。このことはきっと一般的にはデメリットだと解釈されると思いますが、裏を返せば、既存の医療の「病名」による価値観に縛られにくい状況ができるとも言えます。また、医師が直接的な介入を行う余地が少ないため、患者自身の行動変容が求められ、そのことを患者が意識しやすくなる場にもなります。

例えば、気力が低下し便秘や思考の緩慢さで悩んでいる人がいるとします。もしも病院を受診したら「甲状腺機能低下症」という病名がつく状態だと想定します。もし今、その患者さんが「オンライン診療」を受けたのだとしましょう。「甲状腺機能低下症」という診断を下すためには本来血液検査が絶対に必要です。したがって血液検査を実施できない「オンライン診療」では、この患者さんを「甲状腺機能低下症」として診ることは原理的にできないことになります。現代医療の立場から見れば「甲状腺機能低下症」の見落としだと捉えられかねない状況ですが、「甲状腺機能低下症」という病名がついていないとその患者さんにとって本質的な治療ができないのかどうかについては一考の余地があると思います。何はともあれ「オンライン診療」の医師目線で見れば、この患者さんは「気力が低下し、便秘や思考の緩慢さで悩んでいる人」以外の何者でもありません。

ここで「病名」に頼らずに、全ての症状や病気は「過剰適応」と「消耗疲弊」の組み合わせで表現される、という視点でこの患者さんを捉え直してみるとどうでしょうか。「オンライン診療」では、その患者さんが「過剰適応」中心の状態にあるのか、「消耗疲弊」中心の状態にあるのか、詳細な問診を行って判断することができます。そして何が「過剰適応」や「消耗疲弊」を引き起こしているのかについて一緒に考えることもできます。状態を整えるのにどのようなアプローチがあるのかを紹介することもできますし、場合によっては「病名」がわからなくても、漢方薬であれば患者の状態に応じて処方することができます。

けれども「甲状腺機能低下症」について知識のある方は、「甲状腺機能低下症」に対しては「甲状腺ホルモン」を薬で補充しないと治らないと考えてしまうかもしれません。しかしそもそも「甲状腺ホルモン」を補充することは「なぜ甲状腺機能低下症と呼ばれる状態に至ったのか」という疑問に対して何の解ももたらしません。それに対して「主体的医療」では最初から「そもそもなぜ気力が低下した（甲状腺の働きが低下した）のだろう」と考えるのです。もしかしたら本人が自覚していない何らかの「慢性持続性ストレス」が先にあって、ストレス対抗システム全体が過剰に駆動され、結果的にそのシステムの一部である甲状腺機能が「消耗疲弊」に至ったのかもしれません。もしそうだとしたら「甲状腺ホルモン」の補充は対症療法でしかなく、「オンライン診療」ならば過剰適応を引き起こした本質的な原因に当たる「慢性持続性ストレス」の可能性に踏み込んで、根本的な治療へつなげることができるかもしれません。仮に「オンライン診療」での治療がうまくいかなかったとしても、その治療経験を踏まえて「甲状腺機能低下症」の可能性に気づき、血液検査のできる病院への対面受診を勧める流れを作ることもできるかもしれません。これも「受動的医療」と「主体的医療」を組み合わせるという発想であり、病院という「受動的医療」の場から離れているからこそできる発想だと思います。

逆に言えば「オンライン診療」でなければ、「そもそもなぜ甲状腺の働きが低下したのだろうか」について考える機会はまず得られません。なぜならば、何も考えずに病院に受診したら、「受動的医療」の仕組みの中で診察や検査が定型的に行われ、あれよあれよという間に「甲状腺機能低下症」と診断されてしまうからです。そして医師から「この薬（甲状腺ホルモン剤）を飲み続けましょう」と推奨され、薬を飲み続けるために通院を継続するという流れになるはずです。そして薬を飲み続けている限り、とりあえずの症状は改善させることができるので、「なぜ甲状腺機能が低下したのか」について考える動機は基本的に生まれません。このように今の医療では、よほど患者が予備知識を持っていない限りは大きな流れに逆らうことができない、という構造になっているのです。「オンライン診療」はその流れに待ったをかけるチャンスを提供する可能性があるのではないでしょうか。

これはあくまでも一例であって、「オンライン診療」を使えば「主体的医療」を実践できるという意味ではないということは、ここまで読んだ皆様ならおわかりいただけるかと思います。他にも「主体的医療」をあなたの人生に落とし込むための様々なやり方がきっとあるはずです。そして1つのやり方に依存することなく、自分に合ったやり方を求めていろいろ試しながら、自分専用のやり方を作り上げていくのがいいのではないかと思います。

少しでもそれを考える際に参考になれば幸いです。

◉主体的医療の先にはどんな世界が待っているのか

最後に「主体的医療」を実践すれば自分の世界がどう変わっていくのかについて、私の考えを記して筆を置きたいと思います。

まず、何と言っても「主体的医療」を実践すれば「自分」の「幸福感」が上がります。自分の身の回りの「社会ごと幸せになる」とも言えるかもしれません。逆に言えば、私は医師として「受動的医療」の価値観をもつ現代医療の現場で最期を迎える患者さんをこれまでたくさん見送ってきましたが、その多くで「患者さんは本望だったのだろうか」という疑問が拭えませんでした。

勿論、患者本人の死の間際の気持ちなど誰も推し量ることはできません。しかし末期がんの患者さんが、科学的に正しいとされる専門医にお任せして、手術、抗がん剤、放射線治療といった標準治療を受け続ける中で、決して健康そうには見えないやせ細った姿で、苦しそうに症状を訴え続けながら、次第に意識を保てなくなっていくという経過を目の当たりにして、「きっと患者さんは本望だった」とは正直どうしても私には思えないのです。そのような患者さん達を医師として見送り続ける経験を繰り返す中で「もっと他に良い方法はないのか」という疑問を抱いて解決策を模索していくのは、私にとって必然的な流れだったように思います。

その選択は本当に患者自身が「自分」の頭で考えて決断されたことだったのかと。あるいは既存の価値観に縛られることなく、不確実性に耐えながらも、それ以外の選択肢について検討した上でなされた決断なのかと。一度下した決断であっても治療の途中でおかしいと思った際にはきちんと振り返る機会が保証されていたのだろうかと。いくら考えても現代医学が提供する選択肢が最善だとは私には到底思えませんでした。少なくとも多様な価値観にフラットに触れられる機会を現代医学は提供できていないと思ってきました。現代医学は明らかに一つの価値観を押し付けてしまっていると思います。

「幸福感」というのは単に気分だけの問題ではありません。主体的医療では「病気」というものを「自分」自身や、「自分」の在り方として捉えて、「自分」で整えることを基本におくので、「病気」に対して「医師」という専門家が必要とされる機会が格段に減ります。なぜならば「主体的医療」では、「自分」にとっての一番の専門家は「自分」自身であり、「医師」は特別な存在ではなく、「自分」と関わり合う多数の人物の一人だという位置づけになるからです。「医師」にかかる負担が減れば、「医師」は積極的に「受動的医療」を施す必要がある緊急の救急医療の患者へ集中することができるようになります。社会のセーフティネットとしての本来あるべき「医療」の質が担保されることになります。こうしたセーフティネットが盤石な状況そのものがあらゆる人々の安心感を高めますし、「病気」そのものにも今までのように悩まされることも少なくなります。そもそも「病気」を不幸な状態だと捉えずに「自分の状態変化の一部」だとみなし、「自分」が主導権を持って整えるという感覚を持ち続けることができるようになるので悩む必要がなくなります。悩まない分、幸せを感じられる時間も長くなるかもしれません。さらには金銭面でも薬や手術など「受動的医療」のために高額なお金を費やさなくて済み、他の重要なことへ多くのお金を回せるようにもなるので、お金が必要となるような「幸福感」さえ個人レベルでも集団レベルでも達成しやすくなります。

とにかく「主体的医療」が広がれば、きっとみんなにとって幸せな世界が待っていると思うのです。夢物語でしょうか。いや、私はそうとは思いません。私と同じように「その世界へ行ける！」と確信を持ってもらえるように、現時点で私にできる最大限の説明をしてきたつもりです。しかし、「主体的医療」が当たり前だという世界にいたる道はまだまだ茨の道で、おそらく相当な時間がかかるであろうことも容易に想像されます。何せ相手は数百年単位で守られてきた「受動的医療」という強固な文化ですからね。これを見直すには全ての医療常識を一旦解体して再構築していくほどの大胆さが必要ですし、そうやって作られた新しい価値観を維持していくためにエネルギーや労力を注ぎ続けなければならない大変さもきっと伴うことでしょう。

でもそれがごく一部の人にしか実践できないような非現実的な目標ではなく、身近で手の届くところから着実に始められることだとするならば、やってみる価値は十分にあるのではないでしょうか。まずは「病気は敵ではなく味方（自分自身）だ」と考えるところから始めてみませんか。本書が一人でも多くの人に「主体的医療」の第一歩を踏み出してもらうための助けになることを心から願っています。

あとがき

読者の皆さんは日本の「保険医療制度（国民皆保険）」のことをどう思いますでしょうか。本書では「病気」を「自分」で調整する「主体的医療」の重要性を説くとともに、「先生にお任せする」という「受動的医療」の文化に偏り過ぎた現代医療の問題を指摘し警鐘を鳴らしています。そこには「医師」や「病院」といった「個」の問題よりも、容易には変え難い様々な構造上の問題があるというのが重要なポイントなのですが、中でも最も問題のある構造が「保険医療制度」だと私は思っています。

「世界に誇る日本の国民皆保険制度」というような表現で、日本の「保険医療制度」は好意的に紹介される機会が多いですし、実際、日本の「保険医療制度」に不満を持っているという声はほとんど聞きません。国民が働いて所定の保険料さえ納めていれば、あるいはその家族として扶養されている立場にあれば、誰もが保険診療を受けるための資格を得ることができます。またその資格を示すものを持参して保険医療機関を受診すれば、かかった医療費のわずか1～3割程度（年齢や収入等で異なる）しか窓口で支払わずに済みます。そして残りの7～9割の金額は国民みんなで集めた保険料から支払われ、あらゆる医療サービスを全国どこの保険医療機関であっても均等に受けることができるという公平かつ上質な医療が提供されるという仕組みだからです。

しかも「保険医療制度」の中では、抗がん剤などの非常に高額な薬を使う必要がある場面になっても、「高額療養費制度」という「保険医療制度」の中にある仕組みを使うことで、患者側には一定の額以上の金額負担が発生しなくなります。したがって、たとえば月に何千万円という高額な治療薬を使ったとしても、患者本人の負担額は数十万円程度で済み、そのような高額治療を継続的に受けることが実質的に可能となります。一見すると誰もこれを否定する理由はないように思えます。「病気」は誰にでも起こりうることであって、いざという時に経済的な負担の心配なく、安心して医療を受けられるのだとすれば、一体誰が否定する必要があるでしょうか。

ただ、その「病気」という現象をどのように捉えるかによって、「保険医療制度」への評価は180度変わります。「病気」を「誰にでも一定の確率で起こりうる災厄」「わけのわからない外部からの原因によって引き起こされる不運」「原因が医師のような高度な専門知識を持った人物によってしか解き明かすことのできない、素人には手の出しようのない複雑怪奇な現象」のように他責的に解釈することを一旦やめてみませんか、という提案を本書では行っています。

「病気」とは、そのようにあなたを苦しめるものではなく、「あなた自身の反映」であり、「適応反応そのもの」であり、「あなたが何をどのように考えて、どう世界と接し、世界にあるものとどのように関わっているのかという捉え方と密接に関係しているもの」と考えてみるとどうでしょうか。もしもその見方を一旦受け入れてもらえるのであれば、あなたが「病気」という状態を変えていくために取るべき行動も随分変わってきます。闇雲に「病院」などを受診して医師に任せるのではなく、自分自身を中心に「自分」を整えるという方向性が見えてきます。具体的にどう整えていくのか、そもそもなぜそのように考えようとするのかが伝わるように一生懸命心を込めてこの本を書きました。少しでも「主体的医療」の考え方が伝わってくれることを願うばかりです。

そんな私の想いはさておき、「保険医療制度」の話に戻りますが、「保険医療制度」は一見誰にとっても安心の制度であるように思えるかもしれませんが、「主体的医療」の視点に立つと実はいくつかの問題点をはらんでいることがわかります。一つは「病気」という「自分」自身の問題に対して、多くの人達で集めたお金を使っているということです。これはたとえるならば、町内会に入っている一人の住民が、「アンパンを食べたい」という個人的な欲望を叶えるために、町内会全体のお金を使ってアンパンを購入しているような構造です。町内会全体に貢献することにそのお金が使われるのであればまだしも、個人的なことにみんなのお金を使うのはあまりにも勝手な行動ではないでしょうか。しかしながら医療の世界では、そのような勝手な行動が「保険医療制度」の後ろ盾を受けることによって、多くのケースで公然と繰り返され続けている構造となっています。それというのも「病気」とは「自分自身である」という解釈が社会的に受け入れられていないからでしょう。

血圧が高い、腰が痛い、皮膚が痒いなど、多くの場合に病院を受診する契機となる「症状」というのは、本当は「自分」の生き方そのものを反映しています。もしかしたら「自分」で「自分」を整えれば済むだけかもしれない問題に対して、みんなのお金が大量に、しかも気軽に使われてしまっています。場合によってはかなり高額のお金が医師に勧められるままに無自覚に使われていたりもしています。無自覚であるというのも無理もなくて、そもそも医師が医療の金額をはっきりと教えてくれないのです。なぜそのよう横暴が許され続けているのかと言いますと、そもそも「病気」というものが「誰にでも一定の確率で起こりうる災厄」だと受け止められているからではないでしょうか。そしてそんな「災厄」に対処することができるのは受験戦争に勝利し、医学を修めた優秀な医師達しかいないと、多くの人達に思われているからではないでしょうか。「災厄」を被った「個人」に責任はなくて、「病気」にかかった人はむしろ「被害者」なのだと、誰にでも起こりうることがたまたま「自分」に起こっただけなのだと、だからみんなのお金を使って「自分」の治療をするのは当然の権利なのだというわけです。

ただ同じみんなのお金が使われる場合であっても、命に関わる救急疾患の患者を助けるために使われるのであれば納得できるところもあるかもしれません。なぜならば救急疾患というのは医療にかからないと命を落としうる状態であって、それこそ誰にでも起こりうる問題だから、社会のセーフティネットとしてみんなのお金を使うことにも大きな異論は出ないはずです。先ほどのアンパンのたとえで言えば、町内に住んでいるとある人が何らかの理由で飢餓状態となり瀕死の状態にあるとなれば、その人を助けるために緊急的に食糧代として町内会のお金を使ってもらう分には、きっと町内会でも賛同を得られやすいのではないかと思います。なぜならばそれは「町内会あっての自分」という枠組みで考えた時に、町内の健康や平和を保つのに必要不可欠なお金の使い方だと感じられるし、いつ何時自分が同じ立場になるかもしれないと信じることもできるからです。でも緊急事態ではなくて本来であれば個人でゆっくりと対処できることに対して、みんなで集めたお金が湯水のようにたくさん使われて、しかもそのことにあまり気づかれないという状況になっているとしたらどうでしょうか。日本の「保険医療制度」ではまさにそのようなお金の使われ方がされているという「事実」があるのです。

もしも「保険医療制度」を使わずに、基本的に自分の「病気」には自分のお金だけで対処するというスタンスを取るとしたら、何が起こるでしょうか。まず限られた自分のお金を大切に使おうという意識が生まれると思います。そしてできればなるべくお金を使わなくても済むように、「病気」にならないようにするために自分の生き方を見直そうという意識も生まれるかもしれません。この時に「病気は災厄」と考えるのではなく、「病気とは自分自身の反映」だと考える「主体的医療」の視点が重要になってきます。そしてもし、自分が「保険医療制度」を使わなければ、その使わなかった分だけ、余った保険料は他の誰かを助けることに使ってもらうことができます。そのように考えると「主体的医療」の視点に立てば、「保険医療制度」を使わないことのメリットと共に、その実現可能性も見えてくるのではないかと思います。「主体的医療」は国民の健康のみならず、国家の財政をも守るポテンシャルさえ秘めているのです。

一方で保険料を支払っている以上は、どうしても困った時（救急疾患の時）だけは「保険医療制度」を使わせてもらうという権利も当然あるので、必要最低限のセーフティネットとして「保険医療制度」を使う権利も担保されます。全員とまでは言わなくても、多くの人がそのようになるべく「保険診療制度」を使わずに生きることができれば、きっと世界は幸せに近づくと私は信じています。

今まで当たり前のように「保険医療制度」を使ってきた人にとっては、私の意見は到底承服しがたい内容に聞こえるかもしれません。きっと今まで通り「保険医療制度」を使う方が楽だし、別にそれで何の問題もないと感じる人も多いと思います。もちろん、その選択も尊重されてよいと思います。ただ私は「保険医療制度」に受動的に従い続ける先は個人にとっても、社会にとっても、幸せではない未来になるであろうことを、今までの医師としての経験から見通しています。だからこそ別の幸せな未来を引き寄せるための選択肢として「主体的医療」の考えを広めようと思いました。本書はそんな一見突拍子もないように見えて、医療を通じて人々全体の幸せを目指すという、私の人生をかけた大きなチャレンジの第一歩なのです。

私の好きな書家、相田みつを先生の有名な言葉に「うばい合えば足らぬ、わけ合えばあまる」というものがあります。「保険医療制度」も奪い合わず、無計画に使い続けるのではなく、「主体的医療」の視点をもとにしてわけ合うと、世界が変わり、必要な人に医療が行き届く世界へと変わっていくのではないでしょうか。

もう一つ、私が好きな相田先生の言葉に「柔軟心《にゅうなんしん》」というものもあります。元々は禅から来た言葉で、「先入観を持つことなく目の前にあるものを純粋に見つめる心」のことを意味しているそうです。「保険医療制度」というのは本当に世界に誇る優れた制度なのか、それとは違う見方はできないか、本書を読み終えた後に、読む前とは違う世界が見えるようになっていれば、私のチャレンジの第一歩目は成功だったと言えるかもしれません。是非、ご感想をお寄せ頂けると嬉しいです。

本当の安心というものは、そんなにわかりやすい姿をしていないのかもしれません。はたして安心なのかどうかわからないまま、一つずつ確かめ続けなければならないような、とてつもなく面倒くさいことの先にしか本当の安心はないのかもしれません。そこまでやった先に本当の安心があるのかどうかもわかりません。けれどもそのような面倒くさいことの先に確かに存在する価値が、そこにしか存在していないかもしれない価値が、本書を通じて少しでも伝わればいいなと思います。世界が今よりも温かい方向へと変わっていくことを目指す営みに一緒に挑戦してみようという気持ちになってもらえれば、著者にとっては望外の喜びです。

たがしゅうこと田頭秀悟

装幀・装画　森本誠
編集協力　片山恭一　小平尚典

著者プロフィール

田頭 秀悟（たがしら しゅうご）

1980年、広島県生まれ。医師。産業医。漢方専門医。2005年鳥取大学を卒業し医師免許を取得。総合診療医を目指して広島で初期研修・福岡・鹿児島で後期研修を行った後、2008年より大学病院の脳神経内科に所属して医局制度の下で複数の病院での勤務医として地域・救急医療に従事。多忙を極め2011年に体調を崩すも同年末に出会った糖質制限食の実践により劇的に体調が改善。この時、患者自身が医療の常識にとらわれずに自分で考えて行動する「主体的医療」の着想に至り、同時に標準的な医療の考え方や仕組みに対して疑問を抱くようになる。2017年に医局を離れ、自身の理想とする「主体的医療」を実践するための環境を求めて鹿児島で２年半ほど一般診療に従事した後、2019年秋にオンライン診療専門の「たがしゅうオンラインクリニック」を自由診療で開業。現在は「お任せ医療」からの脱却を目指すオンラインコミュニティ「主体的医療ダイアロジカルスクール」も運営している。

著者ブログ「たがしゅうブログ」https://tagashuu.jp/
「主体的医療ダイアロジカルスクール」https://yoor.jp/door/tagashuu

主体的医療のすすめ がんは「疲れ」だとしたら

2025年４月15日　初版第１刷発行

著　者　田頭 秀悟
発行者　瓜谷 綱延
発行所　株式会社文芸社
〒160-0022　東京都新宿区新宿1－10－1
電話　03-5369-3060（代表）
03-5369-2299（販売）

印刷所　株式会社暁印刷

ISBN978-4-286-26694-7